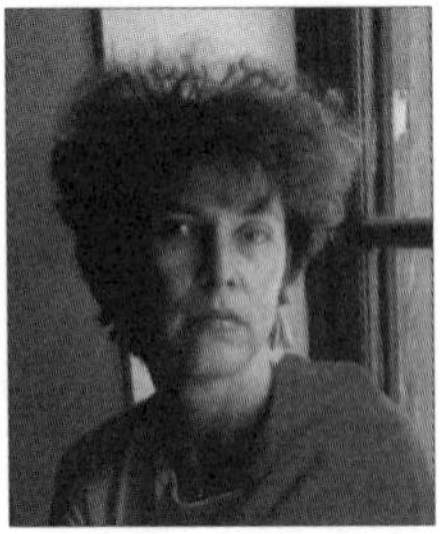

L'auteur : Claude Suzanne Didierjean-Jouveau s'intéresse depuis près de trente ans à la naissance, l'allaitement et tout ce qui touche la parentalité. Elle est rédactrice en chef de la revue de La Leche League France *Allaiter aujourd'hui,* et a écrit plusieurs livres sur l'allaitement, notamment l'*Anthologie de l'allaitement maternel* et *Allaiter, c'est bon pour la santé*.

ISSN : en cours
ISBN : 2-7033-0654-7

Les 10 plus gros mensonges sur...

L'allaitement

« Les 10 plus gros mensonges sur... »

Une collection dirigée par Olivier Clerc

OUVRAGES DU MÊME AUTEUR

La Voie lactée, éditions Jouvence, 1999. Réédité en 2003 sous le titre *L'Allaitement maternel. La voie lactée*
Pour une naissance à visage humain, éditions Jouvence, 2000
Pour une parentalité sans violence, éditions Jouvence, 2002
Anthologie de l'allaitement maternel, éditions Jouvence, 2002
Allaiter, c'est bon pour la santé !, éditions Jouvence, 2003
Comment dorment les bébés. Pour ou contre le sommeil partagé, en collaboration avec J. McKenna et Jacky Israël, éditions Belin, 2004
Partager le sommeil de son enfant, éditions Jouvence, 2005
Porter bébé. Avantages et bienfaits, éditions Jouvence, 2006

Claude Suzanne Didierjean-Jouveau

Les 10 plus gros mensonges sur...

L'allaitement

Dangles
DEPUIS 1926
EDITIONS

18, rue Lavoisier - BP 30039
45800 SAINT-JEAN-DE-BRAYE
www.editions-dangles.com

DANS LA MÊME COLLECTION

Les 10 plus gros mensonges sur le sida, Jean-Pierre Roussez & Étienne de Harven
Les 10 plus gros mensonges sur les vaccins, Sylvie Simon
Les 10 plus gros mensonges sur l'amour et la vie de couple, Yves-Alexandre Thalmann
Les 10 plus gros mensonges sur l'accouchement, Blandine Poitel

Collection
« Les dix plus gros mensonges »

Erreurs, approximations, mensonges délibérés, vérités partielles ou partiales, prédominance d'une seule pensée : peu de domaines aujourd'hui échappent à ces phénomènes. Paradoxalement, la surinformation y contribue. Tant de choses s'écrivent et se publient qu'aucun de nous ne peut tout vérifier. Paradoxalement aussi, alors que l'on aurait pu espérer que la démultiplication de l'information s'accompagnerait d'une pluralité de points de vue, nous voyons au contraire proliférer cette pensée unique qu'il est de bon ton de dénoncer… sans pour autant qu'on lui propose de remède.

L'ambition de cette collection n'est pas de substituer une pensée dogmatique à une autre, ni des croyances à d'autres. En mettant en lumière divers mensonges, elle n'a pas pour but de proposer à leur place des vérités absolues. Son objectif premier est de contribuer à développer en chacun le discernement, la curiosité ;

à accepter – quand nous n'avons pas d'autres choix – l'incertitude ou la pluralité d'opinions qui caractérisent tous les domaines intellectuels et scientifiques.

Les points de vue exprimés ici et les mensonges mis en évidence peuvent nous surprendre, voire parfois nous choquer. Devons-nous alors *croire* ou rejeter ce qu'affirme tel auteur ? Ni l'un ni l'autre : il ne s'agit pas de « croire », mais de constater, dans un premier temps, que sur un même sujet existent des informations divergentes. De chercher, ensuite de se documenter et de réfléchir ; chaque ouvrage comporte une bonne bibliographie à cet effet. De vérifier, quand c'est possible. De tenter de se forger une opinion – ou plusieurs. D'accepter l'inconfort du doute, enfin, quand on ne peut pas faire autrement.

Il faut deux yeux pour voir en relief, deux oreilles pour entendre en stéréo. Il est sain, sur un même sujet, de pouvoir cultiver au moins deux points de vue différents, voire opposés, comme le pratiquaient les sophistes de la Grèce antique. « *Le signe d'une intelligence supérieure* », disait Scott Fitzgerald, « *est de pouvoir entretenir simultanément deux idées contradictoires dans son esprit, et de continuer d'agir.* » CONTINUER D'AGIR. La diversité d'opinions ne doit pas nous paralyser, mais nous donner envie d'aller plus loin, jusqu'à développer une vision plus claire et plus complète.

Si cette collection pique votre curiosité, si elle titille vos méninges et vous stimule à remettre en question certaines idées, à douter de croyances déguisées en savoir et à donner plus de relief à vos opinions, elle aura atteint son but.

OLIVIER CLERC

Note concernant les notes en bas de page :
Un grand nombre de notes de bas de page comportent les références des données, faits et chiffres cités dans le livre : l'appel de note les concernant sera de style normal. Les notes comportant des informations plus directement pertinentes pour le lecteur sont signalées par un appel de note en gras.

INTRODUCTION

L'allaitement, ça fatigue.
Certaines femmes ont un lait pas nourrissant.
Si on allaite, il faut manger ceci et pas manger cela.
Si on a la fièvre, il faut arrêter d'allaiter.
Il faut sevrer le bébé avant de reprendre le travail.
Si la mère allaite, le père est exclu.
Allaiter les premiers mois, c'est bien. Mais continuer au-delà de tel ou tel âge, ce n'est pas bon pour l'enfant.
On ne peut pas allaiter exclusivement des jumeaux.
Etc., etc.

Des mensonges, tout cela ?

Parfois oui, parfois plutôt des contrevérités, des idées reçues, des mythes, qui circulent depuis très longtemps, et qu'on trouve à la pelle, que ce soit dans les livres, les magazines, les émissions télé, la conversation des proches, des voisines. Et aussi chez les professionnels de santé, hélas. Un médecin n'a-t-il pas récemment asséné à une mère qu'il fallait qu'elle arrête d'allaiter son petit garçon de 19 mois, car cela risquait de lui donner des TOC (troubles obsessionnels compulsifs) plus tard !

Ces mythes ne seraient pas très graves s'ils n'étaient responsables de la plupart des échecs d'allaitement chez nous.

Et aussi chez nos voisins, car ne croyez pas qu'ils ne circulent qu'en France. En 2004, le ministère britannique de la Santé a publié les résultats d'un sondage effectué auprès d'un peu plus de 1000 femmes[1]. 34 % pensaient que les laits industriels pour nourrissons ont des propriétés similaires au lait maternel. 20 % de celles âgées de 16 à 24 ans croyaient que donner le sein déforme la poitrine. 67 % s'imaginaient que les gens trouvent inacceptable qu'une femme allaite en public. 87 % croyaient que certaines femmes ne produisent pas assez de lait pour pouvoir allaiter. Et 95 % pensaient qu'allaiter au sein se fait tout naturellement pour certaines femmes et pas pour d'autres…

J'ai donc choisi d'aborder en priorité les mensonges qui font le plus de mal à l'allaitement, qui sont les principaux responsables des non-allaitements, des échecs au démarrage et des sevrages précoces et injustifiés. Et ce, en m'appuyant à la fois sur les nombreuses études qui existent et sur le vécu des femmes allaitantes.

1. Voir sur le site du ministère, à l'adresse :
http://www.dh.gov.uk/PublicationsAndStatistics/PressReleases/PressReleasesNotices/fs/en?CONTENT_ID=4081944&chk=b8wDo%2B

Ce livre n'est pas un manuel pratique de l'allaitement (pour en trouver, on se reportera à la bibliographie en fin de volume). Son unique ambition est de démonter un à un chacun de ces mythes, et de dire la vérité sur l'allaitement maternel.

MENSONGE N° 1

Allaiter, c'est bien, mais le biberon c'est tout aussi bien

Pour dire cela, il faut vraiment être aveugle ou de mauvaise foi : depuis une vingtaine d'années, les études se sont multipliées qui montrent qu'être ou non allaité, avoir été ou non allaité, peut faire une grande différence pour la santé de l'individu, à court, moyen et long terme.

En 2003, j'ai publié un petit livre sur le sujet[2]. Eh bien, il y a eu tant de nouvelles études publiées depuis sa rédaction que, pour

---

2. *Allaiter, c'est bon pour la santé… de la mère et de l'enfant*, éditions Jouvence, 2003. On trouve également une bonne synthèse dans le n° 66 (janvier 2006) des *Dossiers de l'allaitement* : Impact de l'allaitement sur la santé infantile (p. 10-13). Et signalons la brochure PNNS éditée par le ministère de la Santé, *Allaitement maternel. Les avantages pour la santé de l'enfant et de sa mère* (on peut en télécharger le texte à l'adresse : http://www.sante.gouv.fr/htm/pointsur/nutrition/allaitement.pdf).

ce livre-ci, je ne parlerai que d'elles[3]. Comme vous allez voir, le tableau est impressionnant.

Les effets à court terme

Les avantages pour la santé à court terme sont les plus connus et les mieux documentés. Les études les concernant sont très nombreuses et aboutissent toutes à la même conclusion : la mortalité et la morbidité sont bien moindres chez les bébés allaités.

Mortalité

Une importante étude parue en 2004[4] a montré qu'au cours de leur première année d'existence, les bébés allaités ont un risque de décès plus bas de 20 % par rapport aux bébés non allaités. Précisons que l'étude a été faite aux États-Unis, et non dans un pays du tiers-monde. Les chercheurs du National Institute of Environmental Health Sciences ont basé leur étude sur une vaste banque de données recensant, pour l'année 1988, environ 1 200 décès entre 28 jours et 1 an et 7 740 enfants toujours vivants à 1 an. L'allaitement était clairement associé à une baisse du taux de mortalité, et plus la période d'allaitement s'allongeait, plus le risque diminuait. Les principales causes de décès associées à cette réduction du risque étaient les accidents et la mort subite du

3. On peut donc considérer ce chapitre comme une mise à jour du livre. Mais ne parlant que d'études parues au cours des trois dernières années, il n'aborde pas certains domaines particulièrement importants et bien documentés par des études antérieures.
4. Chen A., Rogan WJ, « Breastfeeding and the risk of postneonatal death in the United States », *Pediatrics* 2004 ; 113(5) : e435-39.

nourrisson[5]. L'étude estimait que le non-allaitement était plus ou moins directement à l'origine d'environ 720 morts infantiles tous les ans aux États-Unis.

Morbidité

Une étude faite sur près de 2000 enfants canadiens[6] a montré que l'impact positif de l'allaitement se poursuivait pendant la seconde année, même lorsque l'enfant était placé dans un système de garde. Il réduisait la fréquence des antibiothérapies pendant les 2,5 premières années de vie.

Maladies gastro-intestinales

Les données épidémiologiques permettent d'estimer que le taux de mortalité pour les diarrhées (particulièrement fréquentes dans les pays pauvres) pourrait être réduit de 14 à 24 fois grâce à l'allaitement[7].

Une étude faite en Biélorussie sur près de 3500 enfants[8] a comparé un groupe d'enfants allaités exclusivement pendant trois

---

5. Plusieurs études ont montré que l'allaitement abaissait le risque de mort subite du nourrisson (MSN), grâce sans doute à plusieurs mécanismes. L'un d'eux serait que les enfants non allaités ont un moins bon niveau d'éveil pendant les phases de sommeil paradoxal (Horne RSC et al, « Comparison of evoked arousability in breast and formula fed infants », *Arch Dis Child,* 2003 ; 89 : 22-25), ce qui est un facteur de risque pour la MSN.

6. Dubois L. et al, « Breastfeeding, day-care attendance and the frequency of antibiotic treatments from 1,5 to 5 years : a population-based longitudinal study in Canada », *Soc Sci Med* 2005 ; 60(9) : 2035-44.

7. Brandtzaeg P., « Mucosal immunity : integration between mother and the breastfed infant », *Vaccine* 2003 ; 21(24) : 3382-88.

8. Kramer MS et al, « Infant growth and health outcomes associated with 3 compared with 6 mo of exclusive breastfeeding », *Am J Clin Nutr* 2003 ; 78(2) : 291-5.

mois puis partiellement entre 3 et 6 mois à un groupe d'enfants exclusivement allaités les six premiers mois. Les enfants du premier groupe avait un taux d'infections gastro-intestinales près de trois fois plus important (RR[9] : 2,85) que ceux du second groupe.

Et en France ? Eh bien, une simulation toute récente[10] estime que si la proportion d'enfants allaités y était la même qu'en Norvège (99 % à la naissance, 42 % à 9 mois), 8 000 cas de diarrhées à rotavirus (le germe le plus souvent incriminé dans les diarrhées aiguës) et 1 000 hospitalisations pourraient être évités chaque année.

En ce qui concerne les prématurés, et plus encore les très grands prématurés, on sait qu'ils sont sujets à des désordres intestinaux qui peuvent être mortels ou laisser de graves séquelles (entérocolite ulcéro-nécrosante).

Or, une étude parue en 2003[11] a montré que les concentrations en EGF (*epidermal growth factor*) et en TGF-alpha (*transforming growth factor-alpha*), peptides qui ont des propriétés cicatrisantes de la muqueuse intestinale, sont particulièrement élevées dans le lait de femmes ayant accouché de très grands prématurés (entre 23 et 27 semaines d'âge gestationnel). Et ce, pendant tout le premier mois de lactation. Il est donc particulièrement important pour ces bébés de recevoir le lait de leur mère[12] plutôt qu'un lait industriel qui ne contiendra pas ces peptides.

---

9. RR = risque relatif. OR = *odd ratio*.
10. Melliez H. et al, « Mortalité, morbidité et coût des infections à rotavirus en France », *Bulletin épidémiologique hebdomadaire* 2005 ; 35.
11. Dvorak B. et al, « Increased epidermal growth factor levels in human milk of mothers with extremely premature infants », *Pediatr Res* 2003 ; 54(1) : 15-19.
12. Ou à défaut du lait de lactarium, qui constituera un deuxième choix car provenant de mères de bébés de tous âges.

Une autre raison expliquant l'effet protecteur du lait humain vis-à-vis de l'entérocolite ulcéro-nécrosante (EUN) serait sa teneur élevée en oligosaccharides, notamment en oligofructose qui semble avoir des capacités anti-infectieuses et pouvoir empêcher la survenue de lésions intestinales [13].

Une étude a calculé que rien que pour le Texas et pour la seule année 1994, 189 cas d'EUN auraient pu être évités si les enfants avaient été nourris avec du lait humain. Soit 66 prématurés pour qui une chirurgie lourde a été nécessaire, ce qui représente à la fois un coût humain et un coût économique (plus de 32 millions de dollars) énormes.

C'est également vrai pour la France. Le Dr Palix, pédiatre néonatologue à l'hôpital Nord de Marseille, l'affirme [14] : « Depuis que tous les prématurés sont nourris au lait maternel dans notre service de néonatalogie [*qui reçoit environ 400 prématurés par an*], aucune intervention chirurgicale pour une nécrose intestinale n'a été nécessaire. Auparavant, lorsque les nouveau-nés étaient nourris artificiellement, 3 % étaient atteints de cette pathologie, mortelle dans 30 % des cas. »

Maladies respiratoires

À une époque où reviennent chaque année les cas de bronchiolite du nourrisson (30 % des bébés atteints chaque année en France), il est important de dire le rôle protecteur de l'allaitement face à cette affection qui empoisonne la vie de tant de familles.

---

13. Butel MJ et al, « Oligofructose and experimental model of neonatal necrotising enterocolitis », *Br J Nutr* 2002 ; 87 Suppl 2 : 213-19.
14. À l'occasion de la 2e Journée de l'allaitement maternel à Marseille, en octobre 2005.

Une étude dont le but était de déterminer les facteurs augmentant le risque de bronchiolite chez les enfants de moins de 2 ans [15] a trouvé que le fait d'avoir été allaité ou d'être toujours allaité était associé à un risque nettement plus bas.

Une étude prospective portant sur 2 600 enfants australiens [16] a montré que le nombre de consultations et d'hospitalisations pour des pathologies respiratoires hautes était nettement plus élevé chez les enfants qui avaient commencé à recevoir un autre lait que le lait maternel avant l'âge de 2 mois, et/ou qui étaient complètement sevrés avant 6 mois. Le risque de pathologies respiratoires basses ayant nécessité au moins deux consultations ou hospitalisations était significativement plus élevé chez les enfants qui n'avaient pas bénéficié d'un allaitement exclusif ou prédominant pendant les six premiers mois, ainsi que chez les enfants qui avaient été allaités moins de huit mois.

Une autre étude [17] a analysé les données recueillies à l'occasion d'une grande enquête américaine sur l'alimentation et la santé, conduite de 1988 à 1994 sur 7766 enfants âgés de 2 à 71 mois. Les enfants qui n'avaient pas du tout été allaités avaient un risque nettement plus élevé de présenter un asthme ou un wheezing récurrent avant 24 mois par rapport aux enfants qui avaient été allai-

---

15. Ruiz-Charles MG et al, « Risk factors associated with bronchiolitis in children under 2 years of age », *Rev Invest Clin* 2002 ; 54(2) : 125-32.
16. Oddy WH et al, « Breastfeeding and respiratory morbidity in infancy : a birth cohort study », *Arch Dis Child* 2003 ; 88 : 224-28.
17. Chulada PC et al, « Breastfeeding and the prevalence of asthma and wheeze in children : analyses from the Third National Health and Nutrition Examination Survey, 1988-94 », *J Allergy Clin Immunol* 2003 ; 111(2) : 328-36.

tés ; et parmi les enfants qui étaient exposés au tabagisme passif, le risque d'asthme et de wheezing était plus élevé chez les enfants qui n'avaient pas du tout été allaités que chez ceux qui l'avaient été.

D'après une méta-analyse parue la même année[18], le non-allaitement ferait plus que tripler le risque d'hospitalisation pour une pathologie respiratoire sévère, si on compare avec un allaitement exclusif d'au moins quatre mois.

Les anciens bébés prématurés sont particulièrement vulnérables aux infections. Une étude[19] a montré que des enfants nés avec un poids inférieur à 2000 g et exclusivement nourris au lait industriel à leur sortie du service de néonatalogie avaient plus d'infections respiratoires hautes un mois après leur sortie et à 7 mois, que ceux qui avaient reçu du lait maternel, quelle qu'en soit la quantité.

Reflux gastro-œsophagien

Dans de nombreux cas, il semble que le reflux gastro-œsophagien (RGO) est la conséquence d'une allergie aux protéines de lait de vache. Un article de la revue *Pediatrics*[20] conseille aux pédiatres de rechercher une telle allergie chez tous les enfants présentant un reflux patent.

---

18. Bachrach VR et al, « Breastfeeding and the risk of hospitalization for respiratory disease in infancy. A meta-analysis », *Arch Pediatr Adolesc Med* 2003 ; 157 : 237-43.
19. Blaymore Bier JA et al, « Human milk reduces outpatient upper respiratory symptoms in premature infants during their first year of life », *J Perinatol* 2002 ; 22(5) : 354-59.
20. Salvatore S., Vandenplas Y., « Gastroesophageal reflux and cow milk allergy : is there a link ? », *Pediatrics* 2002 ; 110(5) : 972-84.

Les effets à long terme

Les effets à plus long terme étaient peu étudiés il y a encore quelques années, mais ils intéressent de plus en plus les chercheurs qui, lorsqu'ils cherchent, trouvent !

Avoir ou non été allaité, l'avoir été plus ou moins longtemps, peut avoir de grandes conséquences sur la santé de l'enfant et de l'adulte.

Remarquons que lorsque cela est pris en compte, les meilleurs résultats sont obtenus en cas d'allaitement exclusif les six premiers mois, et sont d'autant meilleurs que l'allaitement a duré plus longtemps (effet dose-dépendant).

Prévention de l'obésité

Une étude parue en 2003 [21] a confirmé l'effet préventif de l'allaitement sur l'obésité infantile, effet qu'avaient mis en évidence plusieurs études antérieures et qui intéresse énormément les acteurs de la santé publique dans les pays riches, confrontés qu'ils sont à une véritable épidémie d'obésité. Aux âges de 4, 5 et 6 ans, le taux de surpoids et d'obésité était respectivement presque deux fois et trois fois plus élevé chez les enfants qui n'avaient pas été allaités ou l'avaient été pendant moins de trois mois.

Une autre étude [22] a porté sur 177 000 enfants américains de familles défavorisées, vus entre 1988 et 1992. Les non-allaités et

---

21. Bergmann KE et al, « Early determinants of childhood overweight and adiposity in a birth cohort study : role of breastfeeding », *Int J Obes Relat Metab Disord* 2003 ; 27(2) : 162-72

22. Grummer-Strawn LM, Mei Z., « Does breastfeeding protect against pediatric overweight ? Analysis of longitudinal data from the Centers for Disease Control and Prevention Pediatric Nutrition Surveillance System », *Pediatrics* 2004 ; 113(2) : e81-86.

ceux allaités moins d'un mois avaient beaucoup plus de risques d'être en surpoids à 4 ans que ceux qui avaient été allaités plus longtemps. Parmi les enfants blancs, 14,5 % des non-allaités étaient en surpoids, contre 7 % de ceux allaités au moins un an.

Enfin, en 2005, une méta-analyse[23] a regroupé les résultats de dix-sept études antérieures, pour conclure que chaque mois d'allaitement supplémentaire réduit le risque de surpoids de 4 %.

Les raisons de cette protection sont sans doute multiples. Mais une étude présentée en 2004 au congrès des Pediatric Academic Societies à San Francisco[24] pourrait donner une des explications. Elle a révélé que l'adiponectine, une protéine contenue en grande quantité dans le lait maternel, pourrait réduire les risques d'obésité à l'âge adulte. Cette protéine intervient dans le métabolisme des glucides et des lipides. Selon les scientifiques, un haut taux d'adiponectine protégerait non seulement de l'obésité, mais aussi du diabète de type II et des maladies cardio-vasculaires. Les chercheurs ont également confirmé la présence de leptine dans le lait de femme. Produite par le tissu adipeux, cette hormone régule le comportement alimentaire et la dépense énergétique : lorsque les réserves adipeuses sont suffisantes, la leptine prévient le cerveau, qui nous invite à ne plus manger. D'où son surnom d'« hormone de satiété ».

---

23. Harder T. et al, « Duration of breastfeeding and risk of overweight : a meta-analysis », *Am J Epidemiol* 2005 ; 162(5) : 397-403.
24. Cincinnati Children's Hospital Medical Center, *2004 Pediatric Health News Release*, « Study detects protein in human milk linked to reduced risk of obesity ».

Prévention du diabète

Après plusieurs études montrant le rôle de l'alimentation infantile dans la survenue ultérieure d'un diabète de type I ou II, voici une nouvelle étude[25] qui, tentant d'évaluer les facteurs de risque pour le diabète de type II chez les Pimas, des Indiens du Canada particulièrement sujets à cette maladie, a constaté que le principal facteur augmentant le risque de diabète était un allaitement de moins de douze mois.

Une autre étude, faite sur des enfants européens[26], a montré qu'une croissance rapide pendant la petite enfance était corrélée au risque de survenue d'un diabète insulino-dépendant (DID). Le non-allaitement, qui induit bien souvent cette croissance rapide, était associé à une augmentation du risque de DID.

Une troisième étude, faite sur des enfants suédois atteints de diabète[27], a montré qu'ils avaient été moins souvent exclusivement allaités pendant plus de cinq mois, moins souvent allaités pendant une durée totale d'au moins sept mois, et plus nombreux à avoir reçu un lait industriel avant l'âge de 3 mois.

---

25. Young TK et al, « Type 2 diabetes mellitus in children : prenatal and early infancy risk factors among Native Canadians », *Arch Pediatr Adolesc Med* 2002 ; 156(7) : 651-55.
26. « Rapid early growth is associated with increased risk of chilhood type 1 diabetes in various European populations. EURODIAB Substudy 2 Study Group », *Diabetes Care* 2002 ; 25 : 1755-60.
27. Sadauskaite-Kuehne V. et al, « Longer breastfeeding is an independent protective factor against development of type 1 diabetes mellitus in childhood », *Diabetes Metab Res Rev* 2004 ; 20(2) : 150-57.

Bon pour le cœur

Une étude faite sur plus de 2000 enfants âgés de 9 à 15 ans, sélectionnés au hasard en Estonie et au Danemark[28], a montré que ceux qui avaient été allaités exclusivement les premiers mois présentaient une pression artérielle systolique inférieure par rapport à ceux qui n'avaient jamais été allaités.

L'effet, comme bien souvent, était dose-dépendant : la diminution de la pression artérielle était de 1,12 mm Hg pour un allaitement exclusif de un mois, de 1,85 mm Hg pour un allaitement de un à trois mois, de 2,13 mm Hg pour un allaitement de quatre à six mois.

Les experts ignorent pour l'instant par quel mécanisme l'allaitement produit cet effet. Il pourrait s'agir de l'action des hormones que renferme le lait maternel, de sa faible teneur en sodium comparée à celle des laits industriels ou encore des acides gras essentiels à longue chaîne qu'il contient.

Pour les chercheurs, « l'importance de l'effet observé sur la pression artérielle est comparable aux effets combinés de la restriction en sel et de l'activité physique dans la population adulte, suggérant ainsi son intérêt en terme de santé publique ».

Rappelons que lorsque la tension artérielle est élevée, même si elle n'a pas atteint la limite à partir de laquelle on diagnostique un trouble d'hypertension artérielle, le risque de souffrir un jour de troubles cardio-vasculaires augmente significativement.

---

28. Lawlor DA et al, « Infant feeding and components of the metabolic syndrome : findings from the European Youth Heart Study », *Archives of Disease in Childhood* 2005 May ; 90(6) : 582-588.

Il est très rare d'avoir des études randomisées (où les participants sont assignés à un groupe ou un autre par tirage au sort) en matière d'allaitement. En effet, il ne serait pas éthique de demander à une mère de donner le biberon si elle souhaite allaiter, et inversement. Ce qui fait que les études doivent dans toute la mesure du possible éliminer les biais (sachant que dans les pays industrialisés, les femmes qui allaitent sont sociologiquement différentes de celles qui n'allaitent pas: elles sont plus âgés, plus éduquées, font davantage partie des catégories socioprofessionnelles moyennes et supérieures).

Il existe néanmoins quelques études randomisées. Par exemple, une étude récente[29] a suivi entre 13 et 16 ans d'anciens prématurés à qui on avait donné pendant leurs quatre premières semaines de vie soit du lait humain de lactarium, soit du lait industriel pour prématurés, soit du lait industriel standard. Ceux qui avaient reçu le lait pour prémas avait un taux plus élevé de « mauvais » cholestérol, un moins bon rapport bon cholestérol-mauvais cholestérol, et plus de protéine C-réactive, qui est un signe précoce d'athérosclérose (maladie causée par le dépôt de cholestérol dans les artères).

Développement du système immunitaire

On sait que les enfants non allaités ont un thymus d'une taille nettement inférieure à celle du thymus des enfants allaités. Or le thymus est un acteur capital du système immunitaire puisqu'il est l'usine de fabrication des lymphocytes T, notamment les lymphocytes « killer » (tueurs) qui attaquent les cellules infectées.

---

29. Singhal A. et al, « Breastmilk feeding and lipoprotein profile in adolescents born preterm. Follow-up of a prospective randomised study », *Lancet* 2004 ; 363(9421) : 1571-78.

Il semble bien que l'allaitement non seulement protège l'enfant sur le moment, grâce à tous les facteurs anti-infectieux que contient le lait maternel (voir plus bas), mais assure également un développement optimal du système immunitaire qui lui servira toute la vie.

Une expérience a été faite chez des souris[30]. On a fait allaiter des souriceaux d'une lignée connue pour son très bas taux de lymphocytes par des femelles d'une autre lignée au taux normal. Ils ont eu par la suite des réponses immunitaires similaires aux souriceaux nés de souris de cette lignée. Ce qui permet de penser que les lymphocytes apportés par le lait maternel jouent un rôle important dans la maturation du système immunitaire[31].

Prévention des cancers

Plusieurs études ont constaté un taux plus élevé de cancers et de maladies auto-immunes chez les enfants qui n'avaient pas été allaités. Une des raisons de cet état de fait pourrait être que l'alimentation au lait de vache entraînerait des lésions de l'ADN.

Une étude s'est particulièrement intéressée à ce phénomène[32] et a constaté une fréquence nettement plus élevée d'échanges de chromatides sœurs (signes de lésions du matériel chromosomique) chez des enfants de 9 à 12 mois qui n'avaient pas été allaités, par

---

30. Shimamura M. et al, « Antibody production in early life supported by maternal lymphocyte factors », *Biochim Biophys Acta* 2003 ; 1637(1) : 55-58.
31. Note du directeur de collection : je tiens à préciser que je ne cautionne aucune forme d'expérimentation animale, quelle que puisse être l'utilité de ses résultats. O. C.
32. Dündaröz R. et al, « Preliminary study on DNA damage in non breastfed infants », *Ped Int* 2002 ; 44(2) : 127-30.

rapport à des enfants exclusivement allaités pendant six mois et toujours partiellement allaités : la fréquence moyenne des échanges étaient de 8,66 ± 1,15 par cellule, contre 4,93 ± 0,82 par cellule chez les enfants allaités.

Une étude française (c'est assez rare pour qu'on le souligne) de 2002[33] a confirmé le résultat d'études antérieures qui avaient montré que l'allaitement long abaisse le risque de leucémie aiguë, cancer infantile le plus fréquent : un allaitement de six mois et plus réduisait de moitié le risque de leucémie.

Développement neurologique

Un certain nombre d'études ont constaté un meilleur développement neurologique chez les enfants nés à terme ou prématurés qui avaient été allaités.

Une étude[34] s'est intéressée plus particulièrement aux enfants nés à terme et de petit poids. Enrôlés à la naissance, les enfants ont été revus à 6 semaines, 3, 6, 9, 13 mois et 5 ans, et testés (échelle de Bayley et échelles de Wechsler). Les enfants nés hypotrophiques avaient de meilleurs scores aux tests à l'âge de 5 ans lorsqu'ils avaient été allaités exclusivement pendant les six premiers mois que s'ils avaient reçu d'autres aliments à partir de 3 mois. La différence moyenne était de 11 points supplémentaires de QI chez ces enfants.

33. Perrillat F. et al, « Day-care, early common infections and childhood acute leukaemia : a multicentre French case-control study », *Br J Cancer* 2002 ; 86(7) : 1064-69.
34. Rao MR et al, « Effect of breastfeeding on cognitive development of infants born small for gestational age », *Acta Pædiatr* 2002 ; 91(3) : 267-74.

Une autre étude[35] a évalué, grâce à deux tests différents, deux groupes de jeunes adultes: leur développement intellectuel était d'autant meilleur qu'ils avaient été allaités plus longtemps.

Dans une troisième étude[36], 34 % des enfants allaités avaient un comportement moteur optimal, contre 21 % de ceux recevant un lait industriel courant et 18 % de ceux recevant un lait industriel enrichi en acides gras polyinsaturés (drôle d'« enrichissement » qui aboutit à de moins bons résultats que le courant!).

Même le langage peut être touché par le non-allaitement: dans cette étude[37], le risque de trouble du langage était deux fois et demie plus élevé chez les enfants qui n'avaient pas été allaités que chez ceux qui l'avaient été pendant sept mois et plus.

Une chose est de constater le meilleur développement neurologique des enfants allaités, une autre chose est de l'expliquer. Pour cela, on s'intéresse surtout aux acides animés contenus dans le lait maternel et absents des laits industriels[38].

On connaît par exemple l'importance de l'acide docosahexaénoïque (DHA) pour le fonctionnement correct des structures du système nerveux central. Une carence en DHA peut induire des déficits structurels et fonctionnels en provoquant la réduction de la

35. Mortensen EL et al, « Breastfeeding and intelligence », *Ugeskr Laeger* 2003 ; 165(13) : 1361-66.
36. Bouwstra H. et al, « Long-chain polyunsaturated fatty acids have a positive effect on the quality of general movements of healthy term infants », *Am J Clin Nutr* 2003; 78(2) : 313-18.
37. Drane D. et al, « The protective effect of breastfeeding on speech and language impairment », Annual ILCA Conference 2003, Sydney, *J Hum Lact* 2004 ; 20(2) : 216.
38. Certaines marques en rajoutent dans leurs produits, sans que le bénéfice en soit très évident.

taille des neurones. Une étude[39] a observé la taille des neurones au niveau de l'hippocampe, de l'hypothalamus, du cortex piriforme et du cortex pariétal chez des rats ayant reçu une alimentation pauvre en DHA : elle était abaissée chez tous, sauf chez les jeunes rats qui venaient juste d'être sevrés et avaient donc bénéficié de l'apport de DHA par le lait maternel.

Une autre étude[40] a montré que les enfants qui ne sont pas allaités ont des concentrations plus basses d'acide sialique au niveau des gangliosides et des glycoprotéines, ce qui pourrait avoir un impact sur la mise en place des synapses neuronales, et donc sur le développement neurologique.

On pense même que l'allaitement pourrait aider à prévenir ou à améliorer le pronostic de pathologies neurodéveloppementales associées à des anomalies au niveau des acides gras essentiels, telles que l'autisme, la schizophrénie, les troubles déficitaires de l'attention, la dyslexie, la phénylcétonurie, la trisomie 21 ou le syndrome d'alcoolisme fœtal[41].

Développement bucco-dentaire

Des chercheurs italiens ont étudié un millier d'enfants âgés de 3 à 5 ans[42] et ont trouvé que ceux qui avaient été allaités exclusi-

---

39. Ahmad A. et al, « Decrease in neuron size in docosahexaenoic acid-deficient brain », *Pediatr Neurol* 2002 ; 26(3) : 210-18.
40. Wang B. et al, « Brain ganglioside and glycoprotein sialic acid in breastfed compared with formula-fed infants », *Am J Clin Nutr* 2003 ; 78(5) : 1024-29.
41. Drane D., « Breastfeeding and prevention of neurodevelopmental disorders », Annual ILCA Conference 2003, Sydney, *J Hum Lact* 2004 ; 20(2) ; 215-16.
42. Viggiano D. et al, « Breastfeeding, bottle feeding, and non-nutritive sucking ; effects on occlusion in deciduous dentition », *Archives of Disease in Childhood* 2004; 89 : 1121-1123.

vement plus de trois mois avaient beaucoup moins de risques de souffrir de malocclusion. Plus précisément, l'occlusion croisée postérieure se retrouvait chez 11 % des enfants qui avaient été nourris au biberon, contre 4 % de ceux qui avaient été allaités.

Allaitement et allergies

En juin 2004, à l'EAACI (European Academy of Allergology and Clinical Immunology) à Amsterdam, le chercheur suédois Magnus Wickman a présenté les résultats du suivi de plus de 4000 nouveau-nés, de la naissance à l'âge de 4 ans. L'allaitement maternel exclusif ou partiel diminuait de 50 % l'incidence de l'asthme à 4 ans. La protection était encore plus manifeste pour un allaitement exclusif et prolongé plus de cinq mois (OR de 0,32). L'allaitement, qu'il soit partiel ou exclusif, protégeait également du développement de la dermatite atopique (eczéma) à l'âge de 4 ans. Il réduisait de moitié le risque de débuter la « marche atopique », encore appelée « carrière de l'allergique ».

Une étude particulièrement intéressante vient de sortir qui montre un lien entre un allaitement prolongé et une moindre incidence de l'allergie[43]. Elle a été faite sur 861 enfants âgés de 6 à 14 ans, venus de deux quartiers pauvres de la ville du Cap (Afrique du Sud). Les allergies en général (le rhume des foins en particulier) étaient significativement moins fréquentes chez les enfants qui avaient été allaités plus de six mois. L'effet était dose-dépendant chez les enfants sans prédisposition allergique : par rapport à un allaitement inférieur à six mois, le risque d'allergie était diminué

43. Obihara CC et al, « The association of prolonged breastfeeding and allergic disease in poor urban children », *European Respiratory Journal* 2005 ; 25 : 970-977.

de 29 % pour un allaitement entre six et douze mois, et de 64 % pour un allaitement supérieur à douze mois.

Maladies auto-immunes

Une méta-analyse faite en 2004[44] s'est intéressée à toutes les études sur les liens entre non-allaitement et maladie de Crohn à l'âge adulte. Quatre ont été jugées correctes sur un plan méthodologique, elles montraient que le fait d'avoir été allaité réduisait le risque de 55 %, avec un effet dose-dépendant dans deux d'entre elles.

La formation du goût

Des chercheurs de l'INRA et de la Faculté de médecine de Dijon, Sophie Nicklaus et Sylvie Issanchou, ont mené une étude sur des enfants entre 2 et 3 ans observés dans un repas de crèche organisé en libre-service, et revus à un âge variant de 4 à 22 ans.

Elle a montré que les enfants qui ont été allaités plus longtemps ont des préférences alimentaires plus stables et consomment une plus grande variété d'aliments, notamment une plus grande variété de légumes. Cet effet serait dû au moins en partie à l'influence des flaveurs du lait maternel[45].

■ Comment l'allaitement protège l'enfant

Les anticorps du lait sont fabriqués spécialement par la glande mammaire. Pendant l'allaitement, des globules blancs spéciaux

---

44. Klement E. et al, « Breastfeeding and risk of inflammatory bowel disease : a systematic review with meta-analysis », *Am J Clin Nutr* 2004 ; 80(5) : 1342-52.
45. Fiche de Presse Info de l'INRA, 01/01/2005.

migrent vers les seins, s'y installent, et fabriquent des anticorps spéciaux, dirigés contre tous les germes présents dans l'environnement de la mère, essentiellement des IgA. Les IgA ont pour principal objectif toutes les muqueuses du bébé (son tube digestif, ses poumons, etc.), qu'elles tapissent pour constituer un « film protecteur ».

Outre les anticorps, le lait contient bien d'autres facteurs destinés à protéger l'enfant : la lactoferrine (qui est bactéricide, antivirale, fongicide, anti-inflammatoire, et active les cellules T « killer »), le lysozyme (qui joue un rôle essentiel dans la lyse bactérienne), la caséine (qui limite la prolifération des germes pathogènes), la fibronectine, la protectine, les protéines du complément, la mucine, la lactadhérine (qui inhibe l'adhésion sur leurs cellules cibles des bactéries, virus et toxines), des lymphocytes, des cytokines (qui sont des immunomodulateurs), des enzymes comme la catalase (qui a des propriétés anti-inflammatoires), des oligosaccharides (plus de 100 !) qui favorisent la croissance d'une flore intestinale optimale et limitent la croissance des bactéries pathogènes, etc., etc.[46]

Ces facteurs de protection sont tellement nombreux et redondants qu'il est virtuellement impossible, pour un germe donné, de développer une résistance vis-à-vis du lait humain (contrairement à ce qui se passe, on le sait, avec les antibiotiques[47]).

---

46. Hamosh M., « Bioactive factors in human milk », *Pediatric Clinic of North America* 2001 ; 48(1) : 69-86. Et aussi : Oddy WH, « Breastfeeding protects against illness and infection in infants and children : a review of the evidence », *Breastfeeding Review* 2001 ; 9(2) : 11-18. Voir également l'ouvrage de LA Hanson, *Immunobiology of human milk. How breastfeeding protects babies* (Pharmasoft Publishing, 2004).
47. Pour une description détaillée des mécanismes de protection : Cleary TG, « Human milk protective mechanisms », *Adv Exp Med Biol* 2004 ; 554 : 145-154.

Tous ces éléments (et on en découvre de nouveaux chaque jour) sont bien sûr absents des laits industriels. Or non seulement ils jouent un rôle important pour la protection de l'enfant *pendant la période d'allaitement*, mais on pense maintenant qu'ils ont aussi un impact à long terme, car ils aideraient à la *mise en place du système immunitaire* de l'enfant.

■ Dangers des laits industriels

Non contents de ne pas contenir tous les ingrédients nécessaires à la construction d'un individu en bonne santé, les laits industriels peuvent en contenir d'indésirables. Et ces temps derniers, plusieurs nouvelles ont fait la une des médias.

Tout d'abord, ils peuvent être contaminés, notamment par la bactérie *Enterobacter sakazakii* ou par des salmonelles, qui ont causé des infections et des maladies chez des bébés, certaines pouvant entraîner de graves séquelles, voire la mort (deux décès de nouveau-nés en France en 2005).

Une enquête publiée en janvier 2004[48] avait montré que sur quatre usines fabriquant des laits pour bébés où des prélèvements bactériologiques avaient été effectués, toutes avaient révélé la présence de la bactérie *Enterobacter sakazakii* !

Les autorités sanitaires de l'Union européenne, l'Organisation mondiale de la santé s'en inquiètent et insistent sur le fait que les laits en poudre ne sont pas des produits stériles et que leur utili-

---

48. Kandhai MC et al, « Occurrence of *Enterobacter sakazakii* in food production environments and households », *Lancet* 2004 ; 363(9402) : 39-40.

sation réclame des précautions d'hygiène particulières. L'AFSSA (Agence française de sécurité sanitaire des aliments) a émis fin 2005 des « recommandations d'hygiène pour la préparation et la conservation des biberons » qui précisent que les préparations pour nourrissons sont « stériles quand elles sont sous une forme liquide prête à l'emploi, mais ne le sont pas quand elles sont sous forme de poudre[49] ».

Par ailleurs, étant des produits industriels, ils sont éventuellement sujets à des erreurs de fabrication. C'est ainsi qu'en 2003, en Israël, deux bébés sont décédés et une vingtaine d'autres ont été hospitalisés[50] après avoir consommé un lait de soja en poudre qui ne comportait qu'un dixième de la quantité de vitamine B1 indiquée sur le paquet. Une telle carence peut provoquer le béribéri, maladie qui se manifeste essentiellement par des troubles nerveux.

Autre « accident industriel » : en novembre 2005, Nestlé a dû retirer de la vente des centaines de milliers de briques de lait de la marque Nidal Novaïa 1 et 2, en France, en Italie, en Espagne et au Portugal, suite à la saisie en Italie de produits contaminés par un produit chimique, le ITX, utilisé dans les encres d'imprimerie des emballages. Cette substance peut traverser l'emballage lorsqu'elle est à proximité de matières grasses.

---

49. http://www.afssa.fr/ftp/afssa/32138-32139.pdf

50. Un an plus tard, neuf d'entre eux souffraient toujours de graves séquelles neurologiques peut-être irréversibles (Siegel-Itzkovich J., « Babies fed defective formula are still being treated for neurological damage », *BMJ* 2004 ; 329 : 1128).

Les porte-parole de Nestlé ont bien sûr assuré que le niveau de la substance trouvé dans le produit n'était pas dangereux pour la santé, mais la Direction générale de la concurrence, de la consommation et de la répression des fraudes (DGCCRF) déclarait quant à elle : « Il est encore trop tôt pour déterminer si la présence d'ITX rendait le lait nocif. Tout dépend de la quantité présente. »

Enfin, ces laits peuvent être contaminés au moment de la préparation. Une étude faite à Durban[51] (Afrique du Sud) chez des femmes mieux éduquées et plus riches que la moyenne de la population, ayant suivi pour la plupart des études secondaires et disposant de réfrigérateurs, a trouvé que les deux tiers des biberons utilisés par des mères à qui on avait fourni gratuitement du Pelargon (un lait acidifié dont Nestlé prétend qu'il réduit le risque de contamination) contenaient des bactéries fécales et étaient trop dilués.

Face à tous ces faits, à toutes ces études, on se demande comment on a pu dire, comment on peut continuer à dire que sein ou biberon, c'est égal.

N'ayons pas peur de le dire : l'alimentation artificielle des nourrissons au XXe siècle a représenté une expérience à grande échelle sur plusieurs générations d'enfants, expérience dont nous n'avons pas fini d'étudier les conséquences…

---

51. Bergström E., « Bacterial contamination and nutrient concentration of infant milk in South Africa : a sub-study of the National PMTCT cohort study » (www.hst.org.za/uploads/files/infant_milk.pdf).

MENSONGE N° 2

L'allaitement, ça fatigue

Quand on allaite son bébé, et surtout si on le fait au-delà des premières semaines, il est sûr qu'on va entendre à un moment ou à un autre : « Ma pauvre, quel courage, tu dois être fatiguée… » Ou bien : « Tu n'es pas fatiguée ? » Ou encore : « Moi, j'ai arrêté d'allaiter rapidement, j'étais trop fatiguée. »

Et pour peu qu'on se plaigne effectivement d'être fatiguée, la solution fusera immédiatement : « Eh bien, arrête donc d'allaiter ! »[52]

Alors, est-il vrai qu'allaiter fatigue ?

---

52. Au risque de passer à côté d'une maladie causant cette fatigue : hypothyroïdie, anémie… Je me souviens d'une mère qui se plaignait d'une fatigue anormale depuis son accouchement et à qui son médecin ne savait que dire qu'elle n'avait qu'à arrêter d'allaiter. Jusqu'au jour, plus d'un an plus tard, où un médecin remplaçant a décidé d'en avoir le cœur net, a prescrit des analyses de sang, pour découvrir qu'elle était gravement anémiée…

Fatiguée à cause de l'allaitement ou malgré l'allaitement ?

On ne peut nier que les premières semaines avec un nouveau-né sont éprouvantes physiquement et nerveusement. Rien dans notre vie antérieure ne nous a préparées à être responsable 24 heures sur 24 d'un être qui dépend entièrement de nous pour sa survie et son bien-être. Répondre aux besoins d'un nouveau-né, cela prend beaucoup d'énergie.

Dans notre société, cette fatigue est encore accentuée par deux phénomènes.

Le fait d'une part que, contrairement à ce qui se passe dans la plupart des sociétés traditionnelles, où la jeune accouchée ne fait rien d'autre pendant tout un temps (souvent quarante jours) que s'occuper de son bébé, nous sommes censées, dès la sortie de maternité, reprendre nos activités (ménage, courses, cuisine…) comme si de rien n'était. Nous voulons trop en faire, nous ne supportons pas que la maison ne soit pas propre et rangée (ou on nous fait sentir qu'elle devrait l'être, si ce n'est pas le cas…)[53].

L'autre source de fatigue supplémentaire, c'est bien sûr le manque de sommeil dû aux réveils nocturnes du nouveau-né. Chez nous, même si les mentalités sont doucement en train de changer, il est encore très mal vu que la mère fasse dormir son bébé avec

---

53. Voir l'ouvrage de Violaine Guéritault, *La fatigue physique et émotionnelle des mères. Le burn-out maternel* (Odile Jacob, 2004).

elle. C'est pourtant la seule façon, adoptée par les trois quarts de l'humanité, de ne pas souffrir de ces réveils nocturnes[54].

Cette fatigue est surtout importante les premières semaines. Or, le plus fréquemment, l'allaitement en France ne se prolonge pas au-delà de ces premières semaines. Ce qui fait que la période d'allaitement coïncide avec la période de plus grande fatigue, et que l'on peut croire en conséquence que c'est l'allaitement qui en était la cause.

■ Fatigue ou détente ?

On peut d'autant plus le croire que l'allaitement provoque chez la mère un état de détente, de douce somnolence, qu'on peut confondre avec de la fatigue. Alors que c'est tout le contraire : une séance gratuite de relaxation !

En effet, l'ocytocine, une des deux principales hormones impliquées dans la lactation (produite également pendant l'orgasme, lors d'un massage corporel, d'un bon repas entre amis, etc.) a une action sur la physiologie tout à fait remarquable : elle provoque un état de « relâchement physiologique » caractérisé par le ralentissement du rythme cardiaque et de la respiration, la baisse de la tension artérielle, et même une action antalgique[55].

54. Voir du même auteur *Partager le sommeil de son enfant* (Jouvence, 2005).
55. Des expériences sur des animaux de laboratoire ont même montré que l'ocytocine améliorait les capacités d'apprentissage (Katherine Ellison, *The Mommy Brain : How Motherhood Makes Us Smarter*, Basic Books, 2005).

La hausse du taux de prolactine serait quant à elle responsable de l'augmentation du temps de sommeil profond, constatée chez les femmes allaitantes par une étude faite en 2002[56], qui a comparé des femmes allaitant exclusivement, des femmes nourrissant leur bébé au lait industriel, et des femmes non enceintes et non allaitantes constituant le groupe témoin. Alors que le temps total de sommeil et la durée du sommeil paradoxal étaient proches dans les trois groupes, le temps de sommeil profond – qui est le plus réparateur – était plus élevé chez les femmes allaitantes (182 minutes) que chez les femmes non enceintes et non allaitantes (86 minutes) et que chez celles donnant le biberon (63 minutes).

Contrairement aux clichés répandus chez nous, les femmes qui allaitent dorment donc mieux que celles qui n'allaitent pas !

■ Arrêter l'allaitement pour être moins fatiguée, est-ce que ça marche ?

D'ailleurs, s'il était vrai que l'allaitement fatigue, son arrêt devrait logiquement diminuer cette fatigue.

Une étude de 1998[57] s'est justement intéressée à la fatigue chez des mères primipares pendant les neuf premières semaines du post-partum.

Le niveau de fatigue était modéré juste après la naissance, il culminait à 3 semaines, puis diminuait ensuite nettement entre 3 et 6 semaines.

---

56. Blyton DM, Sullivan CE, Edwards N., « Lactation is associated with an increase in slow-wave sleep in women », *J Sleep Res* 2002 ; 11(4) : 297-303.
57. Wambach KA, « Maternal fatigue in breastfeeding primiparae during the first nine weeks postpartum », *Journal of Human Lactation* 1998 ; 14(3) : 219-29.

Ce qui est intéressant, c'est qu'il n'existait de ce point de vue aucune différence entre les mères qui avaient entre-temps arrêté d'allaiter et celles qui allaitaient toujours.

■ Un meilleur état de santé et moins de stress

En fait, sans qu'on sache encore bien quelles sont les explications (facteurs hormonaux, psychologiques ou autres), les femmes allaitantes semblent bénéficier d'un état de santé supérieur à la moyenne.

Dans une étude parue en 2000[58], 168 mères en cours d'allaitement et 65 mères ayant sevré leur enfant ont été interrogées, entre 4 et 208 semaines post-partum, sur le plan des maladies dont elles avaient éventuellement souffert pendant leur allaitement.

On a observé une moindre fréquence de consultations pour fièvre ou pour maladie, et un niveau de stress plus bas. Plus la durée de l'allaitement était longue, moins la femme avait présenté de maladies pendant la durée de l'allaitement, et plus son niveau de stress avait été bas pendant cette période. L'allaitement était corrélé à un meilleur état de santé pendant toute sa durée, ainsi que pendant les mois qui suivaient le sevrage.

La même équipe a refait l'étude deux ans plus tard[59], avec une plus grande population (561 mères en cours d'allaitement et 452 mères ayant allaité dans le passé) et les mêmes résultats : niveau plus bas de stress, taux plus faible de pathologies respiratoires hautes, moins de consultations pour un problème psychologique.

---

58. Mezzacappa ES, Guethlein W., Vaz N., Bagiella E., « A preliminary study of breastfeeding and maternal symptomatology », *Ann Behav Med* 2000 ; 22(1) : 71-79.
59. Mezzacappa ES, Guethlein W., Katkin ES, « Breastfeeding and maternal health in online mothers », *Ann Behav Med* 2002 ; 24(4) : 299-309.

Une autre étude, faite en 1995 par des médecins de l'Institut national de santé mentale américain, a montré que les mères qui allaitent produisent moins d'hormones de stress que celles qui n'allaitent pas[60].

■ Une meilleure gestion du stress

Et quand stress il y a, elles y réagissent mieux.

Une recherche du Centre de recherche de l'hôpital Douglas (Montréal, Canada) a révélé que les mères qui allaitent réagissent moins vivement aux situations stressantes que celles qui donnent le biberon, et auraient en conséquence une meilleure capacité à s'occuper de leurs enfants[61].

Claire-Dominique Walker et son équipe, notamment Sonia J. Lupien, directrice du Centre d'études sur le stress humain, ont étudié les réponses au stress de 25 mères allaitantes et de 25 autres donnant le biberon. Les mères ont été exposées à divers types de situations stressantes, allant de situations à charge émotive ou pertinentes, comme le visionnage d'une vidéo sur des enfants blessés ou perdus, à des situations non menaçantes ou non pertinentes, comme une conférence en public ou un problème de mathématiques[62]. Le stress était établi d'après la mesure des taux de cortisol (une hormone du stress) dans la salive.

---

60. Altemus M. et al, « Suppression of hypothalmic-pituitary-adrenal axis responses to stress in lactating women », *Journal of Clinical Endocrinology and Metabolism* 1995 ; 80(9) : 2954-59. Voir également une étude plus récente : Groër MW, « Differences between exclusive breastfeeders, formula-feeders, and controls : a study of stress, mood, and endocrine variables », *Biol Res Nurs* 2005 ; 7(2) : 106-117.

61. Voir sur le site du Centre : http://www.douglasrecherche.pc.ca

62. On est en droit de s'interroger sur la justification éthique de telles expérimentations… (Note du directeur de collection.)

Les résultats indiquent que les mères qui allaitent présentent des taux inférieurs de cortisol dans les situations stressantes à charge émotive mais non menaçantes, ainsi qu'en réponse à un agent stressant pertinent, et ce d'autant plus si elles ont déjà l'expérience de l'allaitement (si elles sont mères de plusieurs enfants).

Pour Mai Tu, l'une des chercheuses, « la différence observée dans les réactions aux agents stressants pertinents et non pertinents [...] signifie que les mères qui ont l'expérience de l'allaitement filtrent l'agent stressant important parmi les agents stressants insignifiants et que les mères qui donnent le biberon seraient moins en mesure de le faire. Nos conclusions indiquent que certaines mères donnant le biberon réagissent plus fortement au stress, ce qui peut nuire au soin optimal du nourrisson. »

Cela pourrait également avoir des conséquences en matière de dépression du post-partum, dans la mesure où le stress est un facteur de risque dans cette affection.

■ Moins de pertes de sang

On sait que les premières tétées et les contractions utérines qu'elles provoquent diminuent énormément les risques d'hémorragie de la délivrance et aident l'utérus à reprendre plus vite sa taille, sa forme et sa tonicité. Une étude de 1994[63] a ainsi montré que la mise au sein augmentait de 93 % la contractilité utérine.

À plus long terme, l'allaitement entraîne une aménorrhée plus ou moins longue, qui bien sûr favorise l'espacement des nais-

63. Chua S. et al, « Influence of breastfeeding and nipple stimulation on postpartum uterine activity », *Br J Obstet Gynaecol* 1994 ; 101(9) : 804-05.

sances[64], mais réduit également le risque d'anémie en supprimant les pertes de sang et donc de fer. Ce qui pourrait en partie expliquer le meilleur état de santé évoqué plus haut.

■ Des bénéfices inattendus

Ce meilleur état général peut se manifester dans des domaines inattendus. Savez-vous par exemple qu'allaiter favorise la cicatrisation ? Une étude[65] a constaté que les blessures guérissaient plus vite chez des rates allaitantes que chez des rates à qui on avait enlevé leurs petits après la naissance : cinq jours après la blessure, la taille de la plaie était plus petite de 30 % chez les rates allaitantes. Les auteurs envisagent maintenant d'évaluer cet impact chez la femme, qui pourrait être important pour celles ayant subi une césarienne.

L'explication serait que le climat hormonal de la lactation favorise la cicatrisation des plaies, l'ocytocine abaissant la sécrétion des hormones de stress et la prolactine augmentant le nombre de cellules immunitaires circulantes.

---

64. C'est ce qu'on appelle la MAMA (Méthode de l'allaitement maternel et de l'aménorrhée), qui dit que si l'enfant a moins de 6 mois, que la femme n'a pas eu de retour de couches et que l'allaitement est exclusif, la protection contraceptive apportée par l'allaitement est assurée à plus de 98 %. Le Service des recommandations professionnelles de l'ANAES (Agence nationale d'accréditation et d'évaluation en santé, devenue en 2005 la Haute Autorité de Santé, HAS) a publié en décembre 2004 des « Stratégies de choix des méthodes contraceptives chez la femme » qui disent : « La méthode de l'aménorrhée lactationnelle, lorsque l'allaitement est exclusif ou quasi exclusif, est d'une efficacité comparable à celle d'une contraception orale » (voir le document à l'adresse : http://www.has-sante.fr/anaes/Publications.nsf/wEdition/RA_LILF-67FL9J).

65. DeVries AC et Craft T., « Breastfeeding promotes wound healing », Society for Neuroscience Annual Meeting, New Orleans, November 2003.

■ Moins malades, mais encore ?

Voici quelques exemples de maladies où le fait d'être en train d'allaiter semble avoir un effet positif.

Des études ont montré que la lactation avait un impact bénéfique sur tous les problèmes métaboliques liés à une intolérance au glucose, et sur le *diabète* patent. C'est également vrai pour les femmes ayant des antécédents de diabète gestationnel où une étude[66] a montré que les résultats des tests de tolérance au glucose étaient significativement moins bons chez les femmes qui n'allaitaient pas. Ces dernières avaient une sécrétion d'insuline plus basse.

Les *maladies auto-immunes* provoquent souvent une fatigue chronique. Les mères qui en sont atteintes seront heureuses d'apprendre que des études récentes montrent que l'allaitement pourrait avoir un impact protecteur pour certaines d'entre elles.

Une de ces études a constaté un impact dose-dépendant de l'allaitement sur le lupus érythémateux disséminé (LED) : le degré de protection augmentait avec le nombre d'enfants allaités et la durée de l'allaitement.

Une grande étude prospective menée sur plus de 120 000 femmes[67] a quant à elle conclu qu'une durée totale d'allaitement supérieure à douze mois pourrait protéger vis-à-vis de la polyarthrite

---

66. McManus RM et al., « Beta-cell function and visceral fat in lactating women with a history of gestational diabetes », *Metabolism* 2001 ; 50(6) : 715-19.
67. Mahoney D., « Breastfeeding may offer protection against the onset of rheumatoid arthritis », *Ob Gyn News* 2002 ; 37(24).

rhumatoïde (PR). Résultat confirmé par un article plus récent[68] montrant qu'avoir allaité pendant une durée totale de vingt-quatre mois ou plus réduit de moitié le risque de PR.

L'allaitement pourrait même avoir un effet sur les *allergies* de la mère.

Une étude de 2003[69] a constaté que les mises au sein, la succion du bébé abaissaient les réponses allergiques chez les femmes atopiques, tant sur le plan clinique, avec modification des réactions cutanées, que sur le plan biologique, avec abaissement du taux de certains neuropeptides. Cela pourrait avoir des implications sur les manifestations d'allergie chez la mère allaitante.

■ Les bienfaits à long terme

Contrairement à l'idée selon laquelle l'allaitement épuiserait l'organisme de la mère[70], il semble que, comme pour l'enfant, il ait des effets bénéfiques à long terme sur la santé de celle-ci. Et là aussi de façon dose-dépendante : plus l'allaitement a duré, plus les effets sont importants.

68. Karlson EW et al, « Do breastfeeding and other reproductive factors influence future risk of rheumatoid arthritis ? Results of the Nurses' Health Study », *Arthritis & Rheumatism* 2004 ; 50(11) : 3458-67.
69. Kimata H., « Suckling reduces allergic skin responses and plasma levels of neuropeptide and neurotrophin in lactating women with atopic eczema/dermatitis syndrome », *Int Arch Allergy Immunol* 2003 ; 132(4) : 380-83.
70. Idée partagée par un certain courant du féminisme, à la suite de Simone de Beauvoir qui écrivait dans *Le Deuxième Sexe* : « L'allaitement est aussi une servitude épuisante [...] c'est au détriment de sa propre vigueur que la nourrice alimente le nouveau-né. »

En voici quelques exemples.

On sait que l'allaitement s'accompagne chez la mère d'une baisse transitoire de la minéralisation osseuse, et certains en déduisent que cela pourrait augmenter le risque ultérieur d'*ostéoporose*. Plusieurs études ont montré qu'il n'en est rien, bien au contraire.

L'une d'elles a montré que chez des Chinoises âgées de plus de 50 ans, il existait une corrélation significative entre la durée de l'allaitement et le risque de fracture du col du fémur : ce risque était abaissé de 13 % par tranche supplémentaire de six mois d'allaitement[71].

Une autre, faite en 2001 par des pédiatres de l'UC Davis School of Medicine and Medical Center, a montré que même chez des mères adolescentes, qui sont donc encore en croissance, l'allaitement, non seulement ne compromet pas les os, mais peut au contraire les renforcer. Étudiées trois ans après leur dernier accouchement, les mères adolescentes ayant allaité avaient une densité osseuse supérieure de 5 à 7 % à celle des mères adolescentes n'ayant pas allaité[72].

Une grande étude prospective menée sur plus de 110 000 femmes âgées de 25 à 42 ans et suivies tous les deux ans depuis 1989[73] a montré que le risque d'*endométriose* était inversement proportionnel à la durée totale de la lactation.

---

71. Huo D., Lauderdale DS, Li L., « Influence of reproductive factors on hip fracture risk in Chinese women », *Osteoporosis Int* 2003 ; 14(8) : 694-700.
72. Chantry C, « Breastfeeding may protect bones in teen-age mothers », Annual joint meeting of the Pediatric Academic Societies and American Academy of Pediatrics, Baltimore, 2001.
73. Missmer SA et al, « Reproductive history and endometriosis among premenopausal women », *Obstet Gynecol* 2004 ; 104(5) : 965-74.

Très nombreuses sont les études publiées ces dernières années qui montrent que l'allaitement diminue le risque des différents *cancers féminins*.

Pour ce qui est du cancer de l'utérus, une étude de 1995 [74] a montré que les femmes qui avaient allaité plus de soixante-douze mois dans leur vie diminuaient leur risque de 75 %, comparé à celles qui avaient allaité de un à vingt-deux mois. Allaiter plus de douze mois par grossesse diminuait le risque de plus de moitié, comparé à un allaitement de zéro à trois mois. Une étude de 2000 [75] a retrouvé un impact plus modeste mais néanmoins significatif de l'allaitement sur le risque de cancer de l'endomètre.

Dans une étude faite en 2004 sur 900 femmes chinoises [76], le risque de cancer de l'ovaire était quasiment doublé pour les femmes ayant allaité en tout moins de quatre mois, et plus que doublé pour celles n'ayant allaité qu'un seul enfant, comparé aux femmes ayant allaité au moins douze mois ou ayant allaité au moins trois enfants.

Enfin, le risque de cancer du sein, tant pré- que post-ménopausique, serait lui aussi abaissé par l'allaitement. En juillet 2002, le *Lancet* a publié une étude qui a fait grand bruit dans les médias [77]. Après avoir analysé les données de 47 études épidémiolo-

---

74. Rosenblatt KA et Thomas DB, « Prolonged lactation and endometrial cancer », *International Journal of Epidemiology* 1995 ; 24(3) : 499-503.
75. Newcomb PA, Trentham-Dietz A., « Breastfeeding practices in relation to endometrial cancer risk, USA », *Cancer Causes Control* 2000 ; 11(7) : 663-67.
76. Zhang M. et al, « Prolonged lactation reduces ovarian cancer risk in Chinese women », *Eur J Cancer Prevention* 2004 ; 13(6) : 499-502.
77. Collaborative Group on Hormonal Factors in Breast Cancer, « Breast cancer and breastfeeding : collaborative reanalysis of individual data from 47 epidemiological studies in 30 countries, including 50 302 women with breast cancer and 96 973 women without the disease », *Lancet* 2002 ; 360(9328) : 187-95.

giques réalisées dans trente pays sur près de 150 000 femmes, les auteurs arrivaient à la conclusion que le risque relatif d'être victime d'une tumeur maligne du sein décroît de 4,3 % pour chaque tranche de douze mois d'allaitement, et estimaient donc que le nombre de cancers du sein dans les pays développés pourrait être réduit de plus de la moitié (de 6,3 à 2,7 % chez les femmes de 70 ans) si les femmes avaient le même nombre d'enfants et les allaitaient aussi longtemps que les femmes des pays sous-développés jusque récemment.

Une de ces études[78] avait été faite sur plus de 800 femmes chinoises âgées de 30 à 80 ans (donc à la fois en pré- et post-ménopause). Pour celles qui avaient allaité chacun de leurs enfants plus de vingt-quatre mois, le risque de cancer du sein n'était que de 46 % comparativement à celles qui avaient allaité de un à six mois. Le risque était quasi identique (47 %) pour celles qui avaient allaité durant une période totale de 73 à 108 mois, mais il tombait à 24 % pour celles qui avaient allaité durant plus de 109 mois.

Dans une autre étude[79], le risque de survenue d'un cancer du sein était près de deux fois plus élevé chez les femmes qui n'avaient pas allaité par rapport à celles qui avaient allaité trois enfants et plus ; et plus de deux fois plus élevé chez les femmes qui n'avaient pas allaité par rapport à celles qui avaient allaité leur premier enfant pendant au moins treize mois.

---

78. Zheng T., Duan L., Liu Y., Zhang B., Wang Y., Chen Y., Zhang Y., Owens PH, « Lactation reduces breast cancer risk in Shandong Province, China », *Am J Epidemiol* 2000 Dec 15; 152(12) : 1129-35.
79. Zheng T., Holford TR, Mayne ST et al., « Lactation and breast cancer risk : a case-control study in Connecticut », *Br J Cancer* 2001 ; 84(11) : 1472-76.

Une toute récente étude[80] semblerait prouver qu'avoir allaité diminue le risque d'apparition d'un *diabète de type II*, et ce d'autant plus qu'on a allaité longtemps.

Des chercheurs du Brigham and Women's Hospital de Boston (USA) ont suivi pendant au moins douze ans deux groupes de 83 585 et 73 418 femmes ayant eu des enfants.

Celles qui avaient allaité pendant au moins un an avaient environ 15 % de moins de risques de développer un diabète de type II que celles qui n'avaient pas allaité du tout. Chaque tranche de douze mois d'allaitement supplémentaire diminuait le risque de 15 %.

Les chercheurs pensent que l'allaitement peut modifier le métabolisme de la femme d'une façon qui explique ce résultat. Ces modifications métaboliques pourraient aider à maintenir stable le taux de sucre dans le sang et à rendre le corps plus sensible à l'insuline, l'hormone qui régule ce taux. On a d'ailleurs pu montrer, chez des rats et chez des humains, que les mères qui allaitent ont des taux de sucre dans le sang plus bas que celles qui n'allaitent pas.

Alors, oui, on peut le dire : quand la mère allaite, elle ne fait pas seulement du bien à son bébé, elle s'en fait aussi à elle-même. Non seulement le sein est bon pour le bébé, mais, comme le dit le Québécois Pierre Lévesque, « le bébé est bon pour le sein » ! Ou, comme l'a dit l'un des chercheurs de l'étude sur le diabète citée

---

80. Stuebe AM et al, « Duration of lactation and incidence of type 2 diabetes », *Journal of the American Medical Association* 2005 ; 294(20) : 2601-2610.

ci-dessus : quand on sait par ailleurs les avantages de l'allaitement pour la santé des bébés, encourager les mères à allaiter, « c'est vraiment du gagnant-gagnant d'un point de vue de santé publique ».

MENSONGE N° 3

Allaiter, ça fait mal

Combien de femmes disent : « J'ai dû arrêter très vite d'allaiter, ça faisait trop mal », « mes mamelons étaient en sang », « pendant plusieurs semaines, j'ai serré les dents à chaque tétée »...

De quoi effectivement effrayer bien des futures mères qui entendent ces récits !

Il ne s'agit pas ici de nier la douleur, bien réelle, de ces femmes. Mais de dire qu'elle était, le plus souvent, évitable ou curable. Et qu'en règle générale, un allaitement bien conduit ne doit pas faire mal.

Même si une sensibilité douloureuse est relativement fréquente les tout premiers jours, cela ne doit pas continuer au-delà, ni atteindre un niveau d'intensité tel que la mère appréhende le moment de la tétée.

Si ça fait mal, c'est que quelque chose ne se passe pas correctement, et qu'il faut rapidement rechercher ce quelque chose pour le corriger[81]. Dire, comme on l'entend encore parfois, « c'est normal d'avoir mal, attendez que ça passe » est à la fois cruel, faux (il est assez rare que ça s'arrange tout seul[82]), contreproductif[83], et relève essentiellement de l'incompétence de la personne qui le dit (faute de formation adéquate, elle ne connaît ni les causes de la douleur ni les moyens de la soulager).

■ Gerçures et crevasses des mamelons

Il fut un temps – pas si lointain – où les gerçures et crevasses des premiers jours d'allaitement étaient considérées avec fatalisme. Si une femme avait des douleurs de mamelons, c'est qu'elle avait la « peau fragile » (celle des rousses était particulièrement incriminée), ou bien qu'elle n'avait pas bien « préparé » ses seins pendant la grossesse[84].

---

81. Même s'il existe un certain nombre de cas rebelles à toute explication et à toute prévention.

82. Disons plutôt qu'un certain nombre de ces problèmes s'arrangeraient peut-être tout seuls avec le temps, mais la douleur est telle que la plupart des femmes ont abandonné l'allaitement avant.

83. On a pu montrer que la douleur et la peur d'avoir mal aggravent le problème : la prise du sein par le bébé en est rendue encore moins bonne (Thorley V., « Latch and the fear response : overcoming an obstacle to successful breastfeeding », *Breastfeeding Review* 2005 ; 13(1) : 9-11).

84. Il existe encore malheureusement des séances de « préparation » à l'allaitement où l'on conseille aux femmes enceintes de « tanner » leurs bouts de seins, de les « préparer » à coup de jus de citron, d'alcool glycériné et de brosse à dents… (voir dans le DVD *Allaiter : une relation fondamentale*, collection À l'aube de la vie, Erès, 2004, qui contient heureusement de très bons moments par ailleurs : interviews de Boris Cyrulnik, T. Berry Brazelton, Daniel Stern, Marie Thirion, etc.).

Et puis, vers la fin des années soixante-dix, plusieurs femmes, aux quatre coins du monde, firent chacune de leur côté la même constatation. L'une d'elles, Kittie Frantz, qui avait alors une consultation d'allaitement à Los Angeles, explique : « Dans cette consultation, j'avais remarqué que les femmes qui avaient les mamelons douloureux ne tenaient pas leur bébé de la même façon que celles qui n'avaient pas mal. J'ai commencé à dire à celles qui avaient mal : "Pourquoi n'essayez-vous pas de tenir votre sein comme ceci et le bébé comme cela ?", et elles me disaient : "Comme ça, je n'ai pas mal ! " J'étais assez emballée. »

Cette explication toute simple aux douleurs de mamelons (une mauvaise position du bébé au sein, une mauvaise position de sa bouche, de ses lèvres, de sa langue…) a mis du temps à être connue, mais elle est maintenant admise par tous. Une analyse systématique de la littérature sur le sujet entre 1983 et 2004[85] a conclu que le facteur le plus important pour prévenir l'apparition de ces douleurs était bien d'informer sur la bonne façon pour le bébé de prendre le sein en bouche[86].

Si malgré tout, la crevasse est là, en plus de trouver et supprimer sa cause (c'est-à-dire, le plus souvent, rectifier la façon dont le bébé prend le sein), il est important de la soigner. Pour cela, le mieux est d'y appliquer ce que, en dermatologie, on appelle un pansement humide, qui permet une cicatrisation sans croûte : soit

---

85. Morland-Schultz K, Hill PD, « Prevention of and therapies for nipple pain : a systematic review », *J Obstet Gynecol Neonatal Nurs* 2005 ; 34(4) : 428-37.
86. Pour plus de détails sur les positions d'allaitement, voir le dossier d'*Allaiter aujourd'hui* n° 55, avril 2003, p. 8-15.

avec de la lanoline purifiée[87], soit avec des compresses imbibées de colostrum ou de lait maternel[88], toutes choses qui ont l'intérêt supplémentaire d'être non toxiques pour le bébé allaité.

■ La candidose mammaire

Quand on a mal alors que manifestement la position du bébé au sein est correcte, il faut penser à la candidose mammaire, malheureusement très peu connue des professionnels de santé, et donc mal diagnostiquée et mal traitée.

Provoquée par le *candida albicans*, elle provoque une douleur intense au niveau des mamelons, puis à l'intérieur du sein quand elle « remonte » le long des canaux lactifères. Les femmes décrivent la douleur comme une brûlure, un élancement rayonnant…, qui persiste entre les tétées, contrairement à celle provoquée par une mauvaise succion du bébé. Les mamelons peuvent être irrités, avoir un aspect rose luisant, être le siège de démangeaisons.

Une seule solution : traiter simultanément la mère et le bébé (sans arrêter l'allaitement, évidemment) avec un antifongique[89]. S'il s'agit bien d'une candidose, le soulagement est rapide (même si le traitement doit être poursuivi plus longtemps).

---

87. Purifiée pour éliminer les composants de la lanoline pouvant entraîner une réaction allergique.

88. Kauffmann-Huysmans K., « Soins des crevasses du mamelon dans les débuts de l'allaitement par le colostrum et le lait maternel : une solution à portée de main », *Dossiers de l'allaitement* 2005 ; 62 : 5-8.

89. Voir *Allaiter aujourd'hui* n° 57, 2003, page 24. Ou sur le site de LLL France : www.lllfrance.org

Quelques autres causes de douleurs

Je citerai, sans rentrer dans les détails, d'autres causes possibles de douleurs de mamelons : vasospasme du mamelon, une variante du syndrome de Raynaud[90] ; réflexe de morsure du bébé (problème neurologique) ; frein de langue trop court, qui empêche le bébé de bien positionner sa langue en gouttière sous le sein[91] ; mauvais tire-lait[92]...

Douleurs de seins

Les douleurs peuvent ne pas se limiter aux mamelons, mais affecter l'intérieur du sein. Là aussi, les causes peuvent être nombreuses (engorgement, douleurs musculaires dues à une mauvaise posture de la mère pendant la tétée, mastite due à un canal lactifère bouché ou à une infection, abcès du sein, spasme du canal lactifère, adhérences dues à des cicatrices de chirurgie mammaire, poids d'une poitrine très volumineuse, mastose sclérokystique...), mais la plupart des cas se résolvent facilement une fois la cause détectée et soignée.

90. Anderson JE et al, « Raynaud's phenomenon of the nipple : a treatable cause of painful breastfeeding », *Pediatrics* 2004 ; 113(4) : e360-4. Le traitement consiste à garder les seins au chaud, à éviter tout ce qui peut avoir un effet vasoconstricteur, et à prendre éventuellement un traitement médicamenteux.
91. Ballard JL et al, « Ankyloglossia : assessment, incidence, and effect of frenuloplasty on the breastfeeding dyad », *Pediatrics* 2002 ; 110(5) : e63. La solution est de faire couper le frein de langue, un geste simple qui améliore immédiatement la succion du bébé. Dans l'étude précitée, les mères appréciaient leur douleur à 6,9 (sur une échelle allant de 1 à 10) avant coupure du frein, et à 1,2 juste après.
92. Une seule solution : changer de tire-lait. Un tire-lait, manuel ou électrique, qui fait mal est par définition un mauvais tire-lait (souvent inefficace, par-dessus le marché).

La cause la plus répandue, la mastite aiguë (qu'on appelle à tort lymphangite chez nous), est due le plus souvent à un mauvais « drainage » du sein ou d'une partie du sein. Des tétées fréquentes, du repos et des applications froides ou chaudes (en fonction du soulagement ressenti) suffisent le plus souvent à en venir à bout. Si ces mesures simples n'ont pas amené de guérison ou de nette amélioration dans les vingt-quatre heures, il sera utile de consulter un médecin[93].

■ Ça fait mal, et en plus ça abîme les seins !

L'érotisation du sein en Occident et l'accent mis sur la beauté du corps provoquent un autre obstacle à l'allaitement : la crainte de voir ses seins abîmés. D'autant que les rares scènes d'allaitement diffusées par les médias sont très souvent celles de mères africaines aux seins flasques et pendants, vivant dans des zones où sévit la famine.

En fait, tous les spécialistes sont d'accord pour dire que ce qui abîme les seins, ce sont les changements brusques de volume, donc essentiellement l'accroissement en début de grossesse, un engorgement les premiers jours, un sevrage brutal[94]…

---

93. Doté si possible d'une bonne formation en allaitement, et donc capable de faire le bon diagnostic et de proposer un traitement adéquat. Trop souvent, le conseil donné est d'arrêter l'allaitement, ce qui est à la fois inutile et dangereux, dans la mesure justement où la mastite vient d'un défaut de drainage du sein (voir les recommandations de l'ANAES sur le sujet).

94. Comme dit France Guillain (*L'allaitement. 100 questions-réponses pour que ça marche*, La Plage éditeur, 2001), dans ce cas « vous mettez [vos seins] dans la situation d'une voiture qui passerait brutalement de la cinquième vitesse à la marche arrière ».

Pour éviter cela, une bonne conduite de l'allaitement avec mise au sein précoce, tétées nombreuses les premiers jours, sevrage en douceur, est primordiale. Et, surtout en cas de seins lourds et volumineux, un bon soutien-gorge d'allaitement qui soutienne sans comprimer.

Si je devais résumer en quelques mots, je dirais que le secret d'un allaitement heureux, c'est des tétées fréquentes avec un bébé qui prend bien le sein en bouche. Le bébé est heureux car cela répond à ses besoins. Les seins sont heureux, car cela leur évite crevasses, engorgements, canaux lactifères bouchés, mastites… La mère est heureuse, car elle répond aisément et sans douleur aux besoins de son bébé.

L'allaitement, ça se fait à deux, et on a pu parler d'une « danse de l'allaitement » où les deux partenaires s'adaptent l'un à l'autre. Au début, il est possible qu'un des deux marche quelquefois sur les pieds de l'autre, mais très vite, ils vont apprendre à « danser » harmonieusement, sans douleur et pour leur plus grand bonheur.

MENSONGE N° 4

Il y a des femmes qui n'ont pas de lait ou (variante) dont le lait n'est pas nourrissant

La peur de « manquer » de lait n'est pas nouvelle. Mais le « syndrome d'insuffisance de lait » semble, lui, de création assez récente.

Il semble être apparu pour la première fois dans un article écrit en 1980 par Judith Gussler et Linda Briesemeister[95] qui (coïncidence ?!) étaient à l'époque employées par les Laboratoires Ross, l'un des plus gros fabricants de lait artificiel aux États-Unis !

Le Dr Arun Gupta, défenseur de l'allaitement en Inde, fait remonter la peur de manquer de lait à une trentaine d'années,

95. Gussler JD, Briesemeister LH, « The insufficient milk syndrome : a biocultural explanation », *Medical Anthropology* 1980 ; 4 : 145-174.

« quand les industries ont commencé à instiller le doute chez les femmes quant à leur capacité à produire du lait[96] ».

Là où des efforts d’information et de soutien à l’allaitement ont été faits, cette peur diminue. Au Pérou par exemple, 32 % des femmes citaient le « manque de lait » comme cause d’abandon de l’allaitement en 1991, contre 16 % en 2000. En Suède, c’était 65 % au début des années soixante-dix. À l’époque, seules 7 % des mères allaitaient encore à 6 mois, elles sont aujourd’hui 73 % (dont 40 % d’allaitement exclusif)…[97]

En France, où l’information sur l’allaitement est encore notoirement insuffisante, le « manque de lait » arrive en tête des raisons pour lesquelles on arrête d’allaiter : il est cité par 32,33 % des femmes interrogées dans le sondage de l’Institut des mamans, en 2002[98].

Alors pourquoi, chez nous, tant de femmes, croient-elles, à tort ou à raison, manquer de lait[99] ?

■ Les vraies insuffisances de lactation

Commençons par les cas où le manque de lait est réel et s’explique par une cause physiologique.

---

96. *BFHI News*, avril-juin 2001.
97. Hillervik-Lindquist C., « Studies on perceived breast milk insufficiency », *Acta Paediatr Scand* Suppl. 1991 ; 376 :1-27.
98. http://www.institutdesmamans.com/Online/allaitement.php
99. Sur ce sujet, on lira avec profit l’article du Dr Gisèle Gremmo-Feger, « Allaitement maternel, l’insuffisance de lait est un mythe culturellement construit », dans le n° 27 de la revue *Spirale*, septembre 2003 (éditions Erès). Et aussi à l’adresse : www.co-naitre.net/articles/insuffisance_lait_mytheGGF.pdf

Il y a d'abord les femmes dont la glande mammaire s'est mal développée dès la vie embryonnaire ou à la puberté. Une telle anomalie (qu'on peut soupçonner si les seins, déjà petits, ne changent pas du tout de volume en cours de grossesse) est rarissime, et, de plus, souvent unilatérale.

Ensuite, cas également très peu fréquent, les femmes atteintes d'un trouble hormonal important (trouble de l'axe hypothalamo-hypophysaire, généralement connu avant la grossesse).

Troisièmement, les femmes qui ont subi une intervention chirurgicale aux seins, surtout s'il s'agit d'une réduction mammaire, où la glande mammaire a pu être lésée, des nerfs et des canaux lactifères sectionnés[100].

D'autres causes peuvent expliquer une insuffisance de la lactation (dépression sévère, hémorragie grave du post-partum, hypothyroïdie non traitée, anémie, grosse fièvre, rétention placentaire, prise d'un contraceptif contenant des œstrogènes...), mais l'un dans l'autre, et d'après une expérience clinique limitée aux pays industrialisés, toutes ces causes purement physiologiques concerneraient au grand maximum 5 % des femmes[101]. On est loin des 32,33 % ! Comment expliquer cette différence ?

---

100. L'allaitement est néanmoins généralement possible, mais nécessitera sans doute de donner des compléments. Voir *Allaiter aujourd'hui* n° 57, octobre 2003. Ou sur le site de LLL France : www.lllfrance.org

101. Même ce chiffre est contesté par certains, personne ne sachant vraiment d'où il provient et aucune étude n'ayant jamais été faite sur le sujet.

Une mauvaise conduite de l'allaitement

Dans l'immense majorité des cas, la cause du manque – réel – de lait n'est pas physiologique, mais tient à la non-compréhension de la base même de la lactation : la loi de l'offre et de la demande, qui fait que plus le bébé tète, plus il y a de lait, moins il tète, moins il y a de lait.

Quand une mère manque de lait dans les premiers temps de l'allaitement, c'est très souvent parce qu'elle a suivi les conseils erronés qu'elle a reçus : mise au sein retardée, séparation d'avec le bébé pour la nuit, limitation du nombre des tétées, limitation de la durée des tétées, respect absolu d'un écart minimum entre les tétées, etc.

Dans la plupart des cas, il suffirait de laisser le bébé téter vraiment à la demande (à condition qu'elle soit assez fréquente[102]) pour voir la lactation augmenter rapidement.

Quand le problème vient de l'enfant

L'allaitement, c'est une activité qui se fait à deux. Quand quelque chose ne va pas, on met toujours la faute sur la mère, alors que le problème peut venir de l'enfant. S'il tète peu et/ou mal, il ne va pas stimuler correctement les seins, ne va pas les « drainer » suffi-

---

102. On préfère maintenant parler d'« allaitement à l'éveil » pendant les premiers jours, c'est-à-dire qu'on offre le sein à l'enfant dès qu'il manifeste par des grimaces, des bruits de bouche, des mouvements de lèvres... qu'il est prêt à téter. On n'attend pas qu'il pleure, car certains bébés ne vont pas jusque-là, et se laisseraient facilement dépérir en passant sans réclamer d'un cycle de sommeil à l'autre.

samment. Résultat : le message enjoignant de faire fabriquer du lait ne va pas bien arriver au cerveau, et l'on peut aboutir alors à une insuffisance de la lactation.

Ces problèmes de succion peuvent être là dès le début (bébé hypotonique, léthargique, prématurité, trisomie, maladies neuromusculaires, pathologies de la bouche…), mais, dans la plupart des cas, ils sont créés de toutes pièces par une mauvaise conduite de l'allaitement, notamment le don inutile de biberons de complément qui, chez un certain nombre de bébés, vont entraîner une « confusion sein/tétine » : la façon de prendre le biberon et la façon de prendre le sein étant très différentes, ces bébés n'arrivent pas à gérer les deux et se mettent à mal téter le sein et « préférer » le biberon.

■ Les fausses alertes

Il faut aussi parler de tous les cas où la mère et/ou son entourage croient à tort à une insuffisance de la lactation.

Il y a d'abord le bébé qui « réclame » beaucoup, voudrait toujours être au sein, dort peu, etc. Il se peut que la conduite de l'allaitement soit à revoir[103], il se peut que ce soit un bébé « aux besoins

103. Il serait particulièrement important que tous les professionnels de santé en maternité soient formés à reconnaître une succion du sein *efficace*, et qu'ils en informent la mère avant sa sortie. Il arrive en effet que des bébés « qui sont tout le temps au sein » n'avalent en fait pratiquement rien, car ils n'ont pas une succion efficace. Ces bébés sont en danger de déshydratation.

intenses » ou un bébé qui a un besoin de succion ou de contact[104] particulièrement fort.

Beaucoup de mères, ensuite, croient qu'elles n'ont plus de lait quand, l'allaitement bien établi, leurs seins redeviennent souples et moins volumineux, et ne coulent plus entre les tétées. Ce qui est un bon signe d'adaptation et un gain de confort, et non pas une baisse de lait !

Enfin, quand les bébés grandissent, ils passent par des périodes qu'on appelle faute de mieux « poussées de croissance » où, de façon brutale, ils se mettent à réclamer le sein beaucoup plus souvent. Ne pas croire, là non plus, que c'est le signe qu'on n'a plus assez de lait[105]. Il suffit généralement de répondre à leur demande accrue pour voir les choses se rééquilibrer en quelques jours.

■ Ça ira mieux la prochaine fois

Beaucoup de femmes qui ont eu un problème d'allaitement, quel qu'il soit, avec un premier enfant, renoncent à l'allaitement pour les suivants, car elles craignent de rencontrer le même problème.

---

104. Scénario classique : le bébé s'endort au sein, on le pose dans son berceau, il se réveille presque aussitôt en pleurant et réclame à nouveau à téter. Ne pas croire que c'est parce qu'on n'a pas assez de lait : c'est juste un bébé qui, comme la plupart des bébés, n'aime pas être posé et préférerait être porté ! Voir du même auteur *Porter bébé. Avantages et bienfaits* (Jouvence, 2006).

105. La fausse bonne idée est alors de commencer à tirer son lait pour « vérifier » : quelle que soit la méthode employée, il est classique que les premières fois où l'on tire son lait, on n'obtienne pas grand-chose, voire rien du tout. Le sein étant prévu pour donner du lait à la bouche d'un bébé, il faut un temps d'adaptation et d'apprentissage avant qu'il ne « donne » du lait à un tire-lait. Ne surtout pas en conclure que c'est bien la « preuve » qu'on n'a plus (assez) de lait.

Pour celles qui ont arrêté l'allaitement par manque de lait (qu'il soit réel ou supposé, et quelle qu'en soit la cause), une étude[106] devrait les rassurer. Elle a trouvé que la production de lait, sept jours après l'accouchement, était plus importante au deuxième enfant qu'au premier (+ 125 ml), et le temps passé à allaiter inférieur de 20 %. Cela confirme ce que l'on savait sur la maturation de la glande mammaire à chaque grossesse et chaque allaitement.

■ Le lait peut-il ne pas être « assez nourrissant » ?

Tordons le cou à un mythe supplémentaire : celui du lait « pas nourrissant », du lait « trop léger », du lait « comme de l'eau ».

En fait, chez des femmes généralement bien nourries, la composition *moyenne* du lait reste remarquablement stable[107], même dans les moments où elles se nourrissent mal. Les seules différences qu'on remarque éventuellement, ce sont des teneurs différentes en certaines vitamines et minéraux, et les types d'acides gras présents qui varient selon la diète maternelle, mais cela reste des variations normales[108].

En un mot, il n'y a pas de lait « pas assez riche ». Même des femmes mal nourries produisent un lait de qualité pour leurs

---

106. Ingram J. et al, « Breastfeeding : it is worth trying with the second child », *Lancet* 2001 ; 358(9286) : 986-7.

107. Par contre, pour une même femme et un même bébé, la composition peut varier d'une tétée à l'autre, d'un moment de la tétée à un autre, et même d'un sein à l'autre !

108. Pour en savoir plus, voir *Allaiter aujourd'hui* n° 64, juillet 2005, pages 6 à 14.

bébés [109] ; et même en cas de famine, si la production baisse (et finit par se tarir), les nutriments majeurs du lait ne sont guère modifiés.

Que penser alors des analyses de lait, si en vogue dans les années cinquante et soixante ? Tout simplement qu'elles analysaient du lait de « début de tétée », particulièrement riche en lactose et pauvre en graisses (contrairement au lait de « fin de tétée »), ce qui explique que le résultat était presque toujours « lait pas assez riche » (c'est-à-dire « pas assez gras »)…

Et savez-vous pourquoi le lait de femme semble si clair, comparé au lait de vache ? Tout simplement parce qu'il est plus pauvre en caséine (et donc beaucoup plus digeste) : cette grosse molécule s'agglomère à ses homologues pour former des micelles qui réfléchissent la lumière en blanc !

Soyez-en persuadés : quelle que soit sa couleur (il peut être transparent bleuté, blanc, jaune, orangé, vert… !), quel que soit son goût (qui change selon ce que la mère a mangé), quelle que soit sa consistance (clair ou épais), le lait d'une mère est toujours ce qui se fait de mieux pour son bébé [110] !

---

109. Mais elles auront peut-être besoin d'allaiter plus souvent. Et beaucoup de petites tétées donneront une quantité globale de lait sur la journée égale aux quelques « grosses » tétées qui correspondent davantage au modèle occidental. Voir l'étude de Brown K. et al (« Complementary feeding of young children in developing countries : a review of current scientific knowledge », OMS, 1998) qui montre que la production de lait à travers le monde est très semblable dans les différentes populations, quels que soient le niveau de vie et l'état nutritionnel des mères.

110. Seules contre-indications relevées dans la brochure du ministère de la Santé : hémopathie ou cancer en cours de traitement chez la mère ; infection maternelle par le VIH ; galactosémie chez le nouveau-né.

MENSONGE N° 5

L'allaitement, c'est naturel

Voici un « mensonge » un peu particulier, car il n'en est pas vraiment un.

Après tout, nous faisons bien partie de la classe des mammifères, dont les femelles, par définition, ont des mamelles et allaitent leurs petits.

Mais si j'ai souhaité aborder ce « faux mensonge », c'est parce qu'autour des mots « allaitement » et « naturel » traînent pas mal d'idées fausses.

Alors, naturel, l'allaitement ? Oui, mais…

■ Mais aussi culturel

Même s'il y a eu d'indéniables progrès ces dix dernières années, nous vivons encore dans une culture où le biberon est beaucoup plus répandu que l'allaitement au sein.

Certes, depuis 2000, plus de la moitié des bébés français sont allaités à la naissance. Mais pour combien de temps? La proportion de ceux qui le sont encore à 3 mois est faible, sans parler de 6 mois ou 1 an.

Ce qui fait que peu de nouvelles mères ont vu des bébés allaités « en chair et en os » avant d'accoucher. Elles ont par contre vu pas mal de bébés au biberon, dans leur entourage, dans les magazines, à la télévision, et jusque dans leur jeux d'enfants: la plupart des poupons arrivent avec un biberon et une sucette dans leur boîte…

L'allaitement étant, comme beaucoup d'activités humaines, un art d'imitation, comment s'étonner que tant échouent quand, depuis leur petite enfance, elles n'ont eu rien ni personne à imiter[111] ?

De fait, ce manque de modèles explique un certain nombre de problèmes responsables de non-allaitements ou d'arrêts précoces: mauvaise position du bébé au sein, tenu comme pour lui donner un biberon (position responsable de la majorité des douleurs de mamelons) ; limitation du nombre et de la durée des tétées afin de les faire coller au nombre de biberons et au temps qu'un bébé met à les vider; peur d'allaiter en public (si on le voyait faire souvent, on trouverait ça normal et on n'aurait pas peur de le faire) ; crainte d'être « bouffée » par le bébé; pressions de l'entourage qui ne comprend pas que le bébé soit « tout le temps au sein », etc.

---

111. Cela ne concerne d'ailleurs pas que les humains. Beaucoup de femelles mammifères élevées dans des zoos n'arrivent pas à allaiter leurs petits, faute de modèles.

Et si l'allaitement est « naturel », pas question d'apprentissage : soit ça marche, soit ça ne marche pas. Et si ça ne marche pas, pas la peine de « s'acharner », c'est sans doute qu'on « n'était pas faite pour ça » ! Combien de femmes chez nous disent qu'elles vont « essayer » d'allaiter ? Je ne pense pas que les Norvégiennes, dont les bébés sont allaités à 99 %, disent qu'elles vont « essayer » d'allaiter. Et pourtant, les Françaises ne sont pas physiologiquement différentes des Norvégiennes, et les bébés français ne sont pas physiologiquement différents des bébés norvégiens. C'est donc bien une question de culture !

■ Faut-il se préparer à l'allaitement ?

Mais alors, si allaiter n'est pas aussi naturel, aussi instinctif que ça, peut-être faudrait-il s'y préparer ?

De fait, on entend souvent dire qu'il faudrait « préparer » ses mamelons pendant la grossesse, les « endurcir », si l'on veut éviter les douleurs de mamelons.

Dans la France ancienne, « chez les femmes des milieux aisés, il faut souvent faire sortir les mamelons, rétractés par le port de baleines et de corsets : les médecins recommandent de les étirer dès avant la naissance à l'aide de massages ou par la pose de petites bouteilles de verre appelées "suçoirs". Certains médecins, comme Desessartz au XVIIIe siècle, se proposent même de téter eux-mêmes leurs patientes pour former les bouts de seins afin que l'allaitement démarre de façon satisfaisante ! Au Burkina Faso, la jeune mère a droit à un traitement de choc : on lui étire les seins entre deux pierres chaudes ; le bon sein nourricier doit être allongé comme une calebasse[112]. »

De nos jours, on trouve encore le conseil de se masser les seins avec de la crème ou de l'huile, d'étirer les mamelons, voire (ça se dit encore…) de les frotter avec une brosse à dents.

Pourtant, tous les experts sont maintenant d'accord pour dire que, dans la plupart des cas, les douleurs et crevasses sont dues à une mauvaise succion du bébé, et que toutes les préparations, toutes les crèmes appliquées en prévention n'y changent rien.

En fait, la partie la plus importante de la préparation se fait naturellement et automatiquement. Que la mère ait ou non décidé d'allaiter, son corps se prépare à l'allaitement tout au long de la grossesse : les seins augmentent de volume, l'aréole prend une couleur plus foncée, les mamelons deviennent plus durs et protubérants, et au cours du deuxième trimestre, du colostrum commence à être produit.

Et le reste de la préparation se fait dans la tête : il s'agit de s'informer, de lire, de rencontrer des femmes qui allaitent[113], de s'enquérir des pratiques en matière d'allaitement dans le lieu où l'on a prévu d'accoucher, de connaître le comportement normal d'un nouveau-né… Bref, de *recréer pour soi et autour de soi une culture de l'allaitement* qui mette en échec la culture dominante du biberon.

---

112. Catherine Rollet et Marie-France Morel, *Des bébés et des hommes. Traditions et modernité des soins aux tout-petits* (Albin Michel, 2000).

113. Rencontres réelles dans les groupes de soutien à l'allaitement (voir les adresses dans la conclusion) ou virtuelles sur les différents forums et listes sur Internet (notamment la Lactaliste).

■ Faut-il mener une vie saine ?

Qui dit « naturel » dit souvent « sain ». Et à lire beaucoup d'écrits sur l'allaitement, on en retire l'impression que si on allaite, on ne doit pas boire, pas fumer, pas faire la fête, manger bio, vivre retirée à la campagne, au bon air, loin des usines polluantes, et surtout se reposer. Et que si on n'est pas capable ou qu'on n'a pas envie de mener une vie totalement « saine », ce n'est pas la peine d'envisager d'allaiter.

Mon intention n'est pas bien sûr de vous inciter à avoir une mauvaise hygiène de vie, mais simplement de relativiser ces diktats et de montrer que quelle que soit la vie qu'on mène, il vaut mieux allaiter son bébé que ne pas l'allaiter.

Tabac

Beaucoup de femmes qui n'ont pas souhaité ou pas réussi à arrêter de fumer pendant la grossesse pensent que l'allaitement leur est « interdit », car cela ferait plus de mal que de bien à leur bébé.

C'est le contraire qui est vrai ! Mieux vaut, pour le bébé d'une mère fumeuse, être allaité que pas allaité. Une étude a montré par exemple que l'effet protecteur de l'allaitement vis-à-vis des infections respiratoires est particulièrement net chez les enfants vivant dans un environnement tabagique[114]. Dans une autre[115], portant sur 1 218 enfants de mères fumeuses, le non-allaitement multipliait le risque de maladies respiratoires par sept !

---

114. Nafstad P. et al, « Breastfeeding, maternal smoking and lower respiratory tract infections », *Eur Respir J* 1996 ; 9 : 2623-29.
115. Woodward A. et al, « Acute respiratory illness in Adelaide children : breastfeeding modifies the effect of passive smoking », *J Epidemiol Comm Health* 1990 ; 44 : 224-30.

Pour ce qui est des coliques, dans une étude portant sur plus de 3 000 bébés néerlandais âgés de 1 à 6 mois [116], les bébés de mères fumeuses avaient deux fois plus de risques de souffrir de coliques que ceux des mères non-fumeuses, mais si la mère fumeuse allaitait son bébé, l'augmentation du risque était moindre.

Alcool

Si on ne peut indiscutablement pas recommander la prise régulière d'alcool pendant l'allaitement, il n'existe pas non plus d'arguments réellement fondés permettant de déconseiller formellement la consommation d'une quantité modeste et/ou occasionnelle de boissons alcoolisées.

Le principal problème que risque de rencontrer une mère allaitante après une prise d'alcool importante, c'est un engorgement pouvant persister pendant des heures. En effet, l'alcool a un impact négatif sur le réflexe d'éjection [117], ce qui fait que les seins se remplissent de lait qui ne peut en sortir, ou plus difficilement.

Pour ce qui est des effets sur l'enfant, l'absorption par la mère d'une dose d'alcool inférieure à 1 g/kg d'alcool pur ne posera généralement aucun problème au bébé allaité [118].

Faire du sport

Dans la liste des choses qu'on ne devrait pas faire quand on allaite, figurent paradoxalement les activités sportives. C'est pour-

---

116. Reijneveld SA et al, « Infantile colic : maternal smoking as potential risk factor », *Arch Dis Child* 2000 ; 83(4) : 302-3.
117. Cobo E., « Effect of different doses of ethanol on the milk-ejecting reflex in lactating women », *Am J Obstet Gynecol* 1973 ; 115(6) : 817-21.
118. Attention : l'absorption d'alcool pendant la grossesse est un tout autre problème.

tant très sain, n'est-ce pas ? Mais comme on sait, tout est bon pour empêcher les femmes allaitantes de vivre normalement. Alors, le sport, *niet*. De même que se baigner dans de l'eau froide : ça risquerait paraît-il de « couper le lait »...

Il a fallu faire des études pour montrer que lorsqu'on allaite, il n'y a pas de mal à avoir une activité physique, que cela n'a de conséquence ni sur la composition du lait ni sur la croissance de l'enfant[119], que c'est même bon pour le cœur de la mère et pour son moral[120] !

Faire un régime

On croit également qu'il est impossible de faire un régime tant qu'on allaite. En fait, s'il est effectivement préférable d'attendre deux à trois mois après l'accouchement pour le démarrer, on peut ensuite tout à fait entreprendre un régime raisonnable (ne pas descendre en dessous de 1 800 cal par jour, ne pas chercher à perdre plus de 2 à 3 kg par mois) tout en continuant à allaiter. Les études les plus récentes montrent que cela ne compromet en rien la croissance de l'enfant[121].

---

119. Dewey KG et al, « A randomized study of the effects of aerobic exercise by lactating women on breast-milk volume and composition », *N Engl J Med* 1994 ; 330(7) : 449-53. Et : Fly AD et al, « Major mineral concentrations in human milk do not change after maximal exercise testing », *Am J Clin Nutr* 1998 ; 68 : 345-49. Et encore : Lovelady CA et al, « Effect of exercise on immunologic factors in breast milk », *Pediatrics* 2003 ; 111(2) : e148-52.

120. Rich M. et al, « Physical exercise and the lactating woman : a qualitative study of mothers' perceptions and experiences », *Breastfeeding Review* 2004 ; 12(2) : 11-17.

121. Lovelady CA et al, « The effect of weight loss in overweight lactating women on the growth of their infants », *New England Journal of Medicine* 2000 ; 342(7) : 449-453.

Et n'oublions pas que, même sans régime, les femmes qui allaitent retrouvent généralement plus facilement leur poids d'équilibre que celles qui n'allaitent pas[122]. La raison ? Une bonne partie des kilos amassés pendant la grossesse sont des graisses justement prévues par la nature comme réserves en vue de l'allaitement.

Une alimentation particulière ?

Il semble que de tout temps, des tabous et/ou des prescriptions alimentaires aient été attachés aux périodes de grossesse et d'allaitement. Qui n'a jamais entendu par exemple : « Quand on allaite, il ne faut pas manger de chou ni d'oignon » ?

Certains historiens et sociologues pensent même que c'est peut-être là une des raisons de la désaffection pour l'allaitement au XXe siècle. En effet, on croyait que ne pas respecter ces tabous ou prescriptions risquait de rendre le lait toxique pour l'enfant. À partir du moment où existait un substitut que les professionnels de santé présentaient comme aussi bon que le lait maternel et qui n'exigeait pas de respecter ces tabous et prescriptions, on comprend que les femmes aient été tentées…

En fait, il n'est nul besoin d'avoir une alimentation particulière quand on allaite. Et le lait de sa mère (même mal nourrie) reste dans tous les cas le meilleur aliment pour le bébé[123].

---

122. Rooney BL, Schauberger CW, « Excess pregnancy weight gain and long-term obesity : one decade later », *Obstet Gynecol* 2002 ; 100(2) : 245-52.
123. Voir le dossier sur « l'alimentation de la mère qui allaite » dans *Allaiter aujourd'hui* n° 64, juillet 2005, p. 6-14.

■ Et la pollution ?

Les médias se font régulièrement l'écho d'analyses montrant la présence de polluants dans le lait maternel. Au risque d'inquiéter les mères qui allaitent et de détourner de l'allaitement celles qui se posent la question.

Le problème est qu'en l'occurrence, les médias ne font pas correctement leur travail d'information. S'ils le faisaient, ils devraient dire :

- que ces mesures sont faites sur le lait maternel parce que c'est un fluide corporel riche en graisses et facile à analyser, et que leur but est d'évaluer la contamination de la population dans son ensemble ;
- que depuis plusieurs années, les niveaux de résidus chimiques dans le lait maternel baissent dans les pays qui ont pris des mesures pour diminuer la contamination de l'environnement ;
- et surtout que toutes les études sur le sujet montrent que si l'exposition aux polluants *in utero* peut avoir des conséquences dommageables pour l'enfant à naître, l'allaitement atténue ces conséquences, et que ses avantages pour le développement neurologique de l'enfant contrebalancent largement l'éventuel impact négatif que pourrait avoir la présence de polluants dans le lait maternel.

Par exemple, dans une population pourtant exposée à un taux élevé d'organochlorés, les scores des enfants étaient d'autant meilleurs que l'allaitement avait été long[124].

124. Ribas-Fitó N. et al, « Breastfeeding, exposure to organochloride compounds, and neurodevelopment in infants », *Pediatrics* 2003 ; 111 : e580-85.

Une autre étude[125] a conclu que si l'exposition au PCBs (polychlorobiphényles) pendant la grossesse a un impact négatif sur le développement du système nerveux central (constaté au niveau de certaines composantes du potentiel auditif), cet impact est compensé en cas d'allaitement, et ce en dépit de la poursuite d'une exposition éventuellement élevée aux PCBs : les enfants exposés aux PCBs qui avaient été allaités moins de seize semaines ou qui n'avaient pas été allaités avaient de moins bons résultats aux tests auditifs que ceux qui avaient été allaités au moins seize semaines.

■ Allaiter, c'est écologique

Et si l'on parle de l'impact de l'allaitement et du non-allaitement sur l'environnement, il est clair qu'allaiter est un geste écologique.

Le lait de femme est une ressource naturelle et renouvelable. Il est fabriqué par les mères dans les quantités exactes que réclament les bébés, sans gaspillage et sans peser sur l'environnement comme le fait l'alimentation artificielle qui nécessite de l'eau, de l'énergie et des emballages.

On a calculé que l'alimentation artificielle d'un enfant consomme 73 kg de bois (ou l'équivalent énergétique) par an (pour faire bouillir biberons et tétines et chauffer l'eau), 3 litres d'eau par jour (1 litre pour diluer la poudre, 2 litres pour faire bouillir

125. Vreugdenhil HJ et al, « Prenatal exposure to polychlorinated biphenyls and breastfeeding : opposing effects on auditory P300 latencies in 9-years-old Dutch children », *Dev Med Child Neurol* 2004 ; 46(6) : 398-405.

biberons et tétines). Sans compter l'énergie dépensée pour la fabrication du lait artificiel et son transport, et la pollution due à l'élimination des emballages : pour trois millions de bébés nourris au biberon, 450 millions de boîtes de lait sont utilisées chaque année, ce qui représente des milliers de tonnes de métal et de carton.

En conclusion, je dirais que oui, quand on allaite, on est dans la vie, pas dans une bulle stérile, et c'est tant mieux. Et même si certaines composantes de la vie moderne sont loin d'être idéales pour un bébé, dans tous les cas de figure, il vaut mieux pour lui être allaité que ne pas l'être !

MENSONGE N° 6

L'allaitement exclut le père

Depuis l'aube de l'humanité, les femmes ont allaité leurs bébés. On peut donc en conclure que les pères de bébés allaités ont été légion !

D'où vient alors que de nos jours, cela puisse représenter un problème ? Pourquoi des pères s'opposent-ils à ce que leur compagne allaite ou font pression pour qu'elle sèvre rapidement ? Pourquoi des femmes refusent-elles d'allaiter en donnant comme raison qu'il est mieux que le papa « participe » en donnant le biberon ? Pourquoi lit-on, dans un ouvrage qui s'adresse aux nouveaux pères [126] : « Dans cet état fusionnel de l'allaitement, il y a concurrence entre l'enfant et le père » ?

126. Gérard Strouk et Corinne Vilder Bompard, *Je vais être papa*, Éditions du Rocher, 2001.

■ Modèles de pères

Comme il y a différents « modèles » de mères, il y a différents « modèles » de pères. On connaît le modèle disons traditionnel du père un peu lointain, qui ne s'intéresse guère aux bébés, en laissant le soin à sa femme. Et puis, il y a ce qu'on a appelé le « nouveau père ». Un père beaucoup plus présent et impliqué dans la vie de ses enfants, dès leur naissance, et même avant. Et quelle est, selon l'image popularisée par les médias, la première caractéristique du « nouveau père » ? C'est qu'il donne le biberon à égalité avec la mère, notamment le fameux « biberon de nuit » !

D'où un certain désarroi chez ces pères quand leur femme allaite. Et ce, même s'ils soutiennent son choix. Leur première réaction est bien souvent : « Mais qu'est-ce que je vais bien pouvoir faire avec mon bébé si je ne lui donne pas le biberon ? »

■ L'influence du père sur l'allaitement

Convaincre les futurs pères des bienfaits de l'allaitement et du fait qu'ils y trouveront leur place est donc tout aussi important que de convaincre les futures mères[127]. D'ailleurs toutes les études récentes montrent que l'attitude du compagnon envers l'allaitement est souvent le facteur principal influant sur la décision de la mère quant au mode d'alimentation de son bébé.

---

127. Le magazine *Mon papa* l'a bien compris qui, dans son numéro de juillet/août 2005, titre : « L'allaitement, une affaire d'hommes ? » et écrit : « Vous pensiez n'avoir aucun rôle à jouer pendant que votre compagne allaite votre enfant. Erreur. »

Dans une enquête de 1995 portant sur 115 mères britanniques, les trois quarts des bébés dont les pères approuvaient l'allaitement étaient exclusivement allaités. La proportion tombait à moins de un sur dix en cas d'opposition ou d'indifférence du père. Une autre étude, portant sur 245 mères de Pennsylvanie, révélait que parmi les raisons données pour ne pas allaiter, 36 % indiquaient l'opinion du père du bébé.

Et une étude toute récente [128] est venue confirmer l'influence déterminante des pères sur le devenir de l'allaitement : plus que les motivations et les intentions de la mère, c'était la « prédiction » du père faite pendant la grossesse qui déterminait le fait que l'enfant soit ou non encore allaité à tel ou tel moment de sa première année.

Les pour…

Les pères ne sont pas différents de la société qui les entoure. Leurs réactions face à l'allaitement reflètent donc celles qu'on trouve dans cette société, dans un mélange différent selon les individus, leur histoire, leur rapport à leur mère, à l'alimentation, à l'image du corps de la femme, etc., et le moment où ils en sont de leur histoire de père : les anti-allaitement peuvent se transformer en pro à la naissance de leur bébé, comme les pro peuvent se transformer en anti, par exemple si l'allaitement se prolonge trop à leur gré.

128. Rempel LA et Rempel JK, « Partner influence on health behavior decision-making : increasing breastfeeding duration », *Journal of Social and Personal Relationships* 2004; 21(1) : 92-111.

Les « proallaitement » sont souvent des pères sensibles à la beauté de la relation d'allaitement et au bien-être qu'ils ressentent chez leur bébé dans cette relation. Ils reconnaissent son caractère tout à fait spécial, et savent qu'elle ne les empêchera pas de nouer une relation, différente mais tout aussi importante, avec l'enfant.

Ce peut être aussi des hommes qui pour une raison ou une autre (par exemple leur formation scientifique) sont bien au fait des avantages de l'allaitement pour la santé de l'enfant à court et à long terme. Ceux-là vont non seulement soutenir le désir d'allaitement de leur femme, mais éventuellement la convaincre si elle ne l'est pas déjà (voire faire pression sur elle : cela se voit parfois).

Ce sont enfin des pères qui voient le côté pratique de l'allaitement : rien à préparer, pas de biberons à laver, économies de temps et d'argent, possibilité d'aller partout avec le bébé sans s'encombrer d'un camion d'affaires. Comme l'écrivent Pierre Antilogus et Jean-Louis Festiens[129], « la technique de l'allaitement est extrêmement simple, et c'est à prendre en compte. Dès que bébé commence à brailler : a) allez le chercher ; b) donnez-le à votre femme (vous pouvez aussi laisser votre femme aller le chercher elle-même) [...] Quant à la technique de l'alimentation au bib', elle remplirait un livre à elle toute seule. Bien sûr, on peut voir des avantages à cette méthode. Bien sûr. Si vous en trouvez, n'hésitez pas à nous écrire »!

Quelle que soit leur motivation, ces pères proallaitement sentent que ce dont leur femme a le plus besoin, c'est d'une enveloppe protectrice et aimante du couple allaitant, une barrière contre un entourage souvent critique, un regard admiratif et approbateur sur ce qu'elle fait pour le bébé.

---

129. *Le Guide du jeune père* (Hors Collection, 1989).

Selon Winnicott, le rôle du père, les premiers temps, est bien de protéger la mère et le bébé « contre tout ce qui tend à s'immiscer dans le lien existant entre eux, ce lien qui constitue l'essence et la nature même des soins maternels[130] ». Et Dieu sait si une mère qui allaite (surtout si elle allaite un peu plus longtemps que la moyenne) a besoin de quelqu'un pour la protéger de ceux qui veulent s'immiscer dans ce lien, voire le détruire...

... et les contre

Pour ce qui est des « anti-allaitement », à la base de leur opposition, il y a le plus souvent de l'envie, qui peut se manifester de bien des façons : envie face au couple mère/bébé, envie d'aller « voir ailleurs » parce qu'on se sent exclu, envie d'évincer le bébé et de reprendre le plus vite possible la place qu'on avait avant dans le couple, envie de prendre la place de la mère en donnant le biberon, etc.

L'espoir de prévenir cette jalousie aboutit parfois à des situations étonnantes. C'est ainsi qu'un médecin brésilien a rencontré un jour une femme qui avait un sein gonflé, dur et douloureux, parce que depuis le début, elle « partageait » ses seins : l'un pour l'allaitement et l'autre pour la sexualité !

Un certain nombre d'hommes s'opposent à l'allaitement parce qu'ils ont peur que cela abîme les seins de leur femme. Dans une étude prospective de 1992[131], une majorité de pères de bébés futurs biberonnés pensaient que l'allaitement était mauvais pour les

130. *L'Enfant et sa famille* (Payot, 1973).
131. Freed GL et al, « Attitudes of expectant fathers regarding breastfeeding », *Pediatrics* 1992 ; 90(2) : 224-227.

seins (52 % contre 22 % pour les pères de bébés futurs allaités) ou les rendaient « moches » (44 % contre 23 %).

D'autres estiment que l'allaitement gêne les relations sexuelles (dans la même étude, 72 % des pères du premier groupe contre 24 %). N'oublions pas qu'historiquement, cela a été une des raisons de la mise en nourrice de tant d'enfants : comme on pensait que les relations sexuelles pouvaient « gâter » le lait, la femme qui allaitait était interdite de relations sexuelles ; et beaucoup d'hommes, dans ces conditions, préféraient que leur enfant ne soit pas allaité par sa mère.

Cette idée d'une incompatibilité entre sein érotique et sein nourricier se retrouve de nos jours dans le discours de psys comme Marcel Rufo qui déclarait dans *Elle* : « Allaiter plus de six mois, quand l'enfant commence à avoir des dents, cela me pose question. Quand le sein a retrouvé sa fonction érotique, il ne se partage pas ! Ou alors, c'est qu'il y a érotisation de l'allaitement[132]. »

D'autres encore sont gênés que leur femme allaite devant des tiers, car ils ne voient dans les seins que des objets sexuels et dans l'allaitement en public de l'exhibitionnisme.

---

132. Interview dans le numéro du 25 avril 2005. Dans une précédente interview (*L'Express* du 9 octobre 2003), il avait déjà déclaré : « Un sein qui allaite n'est pas un sein sexué. Lorsque la maman recommence à avoir des relations sexuelles, elle ne peut pas allaiter et se faire caresser un sein », allant jusqu'à dire qu'il faut alors sevrer le bébé en lui disant que « les seins sont des jouets pour papa et maman, et lui il a sa voiture » !
Dans les années 80, on a fabriqué pas mal de chopes et autres tasses en forme de sein. Elles sont aujourd'hui passées de mode, et on les retrouve sur les vide-greniers. J'en ai moi-même trouvé une qui portait l'inscription « tétine de papa », signifiant bien que pour beaucoup, les seins des femmes ne sont effectivement pas là pour nourrir les bébés mais pour amuser les hommes…

Quant au désir de donner le biberon pour participer au nourrissage du bébé, elle n'est que la forme moderne de l'envie qu'éprouvent un certain nombre d'hommes face au privilège des femmes de porter les enfants et de les allaiter. Il n'est que de voir toutes les représentations d'Abraham accueillant les élus « en son sein »[133], le nombre de légendes parlant d'hommes (souvent des saints) qui auraient allaité[134] ou une récente publicité pour une marque de voitures présentant un torse nu d'homme tenant un bébé dans une position d'allaitement classique!

■ Un père présent

En fait, ce dont l'enfant a besoin, c'est « d'un père qui ne soit ni un étranger, ni une mère bis, mais un père-homme qui fasse pleinement et sereinement "acte de présence"[135] ».

Mais pour faire acte de présence, encore faut-il être là.

Alors pourquoi cette séparation entre le père et son nouveau bébé, dans les premiers jours après la naissance, pendant cette période sensible où se tissent les premiers liens? Dans son ouvrage *Éloge des mères*, Edwige Antier milite pour des chambres parentales, qui « permettraient une proximité charnelle plus précoce entre le père et son enfant, d'autant plus importante et nécessaire que le père n'a pas porté son bébé dans son corps. Il pourrait ainsi parta-

---

133. Jérôme Baschet, *Le Sein du père, Abraham et la paternité dans l'Occident médiéval* (Gallimard, 2000).
134. Roberto Lionetti, *Le Lait du père* (éd. Imago, 1988).
135. Jean Le Camus, *Pères et bébés* (L'Harmattan, 1995).

ger ses premières nuits, ses premiers pleurs et le sentiment d'amour entre eux se communiquerait plus rapidement »[136].

Cette présence des pères à la maternité devrait se prolonger par un congé paternité qui dépasse les quatorze jours actuels (un indéniable progrès par rapport aux ridicules trois jours accordés auparavant...).

Si les pères étaient présents à ce moment-là et prenaient en charge une partie des tâches ménagères ainsi que des soins au bébé, aux autres enfants et... à la mère, ils en retireraient de multiples bénéfices[137] : reconnaissance de leur compagne, joie d'être avec le bébé et de mieux le connaître.

Surtout, ils comprendraient que si l'allaitement crée un lien fort entre la mère et l'enfant, c'est à cause du contact physique et

136. La science est récemment venue confirmer l'importance de cette proximité pour l'établissement de liens avec l'enfant. Grâce à une expérience à laquelle se sont prêtés 34 couples anglo-saxons, on sait maintenant que pendant la grossesse, les hormones de l'homme varient selon le même profil que la mère (augmentation du cortisol et de la prolactine, chute d'un bon tiers de la testostérone), à condition qu'il soit physiquement proche d'elle, car les phéromones de la grossesse n'ont qu'un court rayon d'action. Ceux dont les taux changent le plus sont aussi ceux qui sont les plus sensibles aux appels du bébé après la naissance : leur cortisol monte en flèche au premier cri, comme chez la mère.

137. Et cela allongerait la durée de l'allaitement : selon une étude faite en 2004, une participation importante du père aux soins à l'enfant et aux tâches ménagères est positivement corrélée à la durée de l'allaitement ; le risque de sevrage précoce baisse d'environ 44 % pour chaque type de soins à l'enfant pris régulièrement en charge par le père, et il augmente de 45 % pour chaque tâche ménagère accomplie uniquement par la mère (Sullivan ML, Leathers SJ, Kelley MA, « Family characteristics associated with duration of breastfeeding during early infancy among primiparas », *Journal of Human Lactation* 2004 ; 20(2) : 196-205).

répété qu'il suppose, et que bien d'autres gestes qui leur sont tout à fait accessibles permettent ce contact physique et répété : changes, bains de et avec l'enfant, promenades, jeux, massages, portage, bercement, endormissement, sommeil partagé, diversification alimentaire quand le moment viendra, etc.

■ Un père informé

Pour que le père soit pour la mère qui allaite un soutien plutôt qu'un obstacle, il faut que lui aussi bénéficie de soutien et d'informations.

Une étude [138] comparant des pères de bébés allaités à des pères de bébés au biberon, avait montré que ceux qui avaient eu un ou des autres enfants allaités, qui assistaient aux séances de préparation à l'accouchement ou qui avaient eu des informations sur l'allaitement par un professionnel de santé pendant la grossesse, en savaient plus sur l'allaitement et sur le comportement normal des bébés, et étaient donc plus à même de soutenir leur femme. Une étude italienne toute récente [139] l'a confirmé : quand on avait expliqué au père la façon de prévenir et gérer les difficultés d'allaitement les plus courantes, le bébé avait beaucoup plus de chances d'être toujours allaité exclusivement à 6 mois (25 % dans le groupe intervention contre 15 % dans le groupe témoin), et ce d'autant plus si la mère avait connu de telles difficultés (24 % contre 4,5 %).

---

138. Giugliani ER et al, « Effect of breastfeeding support from different sources on mothers' decisions to breastfeed », *Journal of Human Lactation* 1994 ; 10(3) : 157-161.
139. Pisacane A. et al, « A controlled trial of the father's role in breastfeeding promotion », *Pediatrics* 2005 ; 116(4) : e494-8.

91 % des mères du premier groupe disaient que leur compagnon les avait efficacement soutenues dans leur allaitement, contre 34 % des mères du groupe témoin.

C'est la raison pour laquelle certains pays (par exemple la Grande-Bretagne) ont lancé des campagnes de promotion de l'allaitement visant spécifiquement les pères[140]. Au Texas, le programme WIC (programme d'aide alimentaire aux femmes enceintes et aux jeunes enfants) a lancé en 2002 un programme pilote d'information des pères d'enfants allaités, avec des résultats très encourageants[141].

C'est la raison pour laquelle, dans certaines maternités, on propose aux futurs pères de participer non seulement aux séances de préparation, mais aussi à des réunions entre pères[142]. Cela permet de mettre au jour des inquiétudes, des interrogations, des idées fausses…

C'est la raison pour laquelle une association comme La Leche League propose lors de ses Congrès des sessions « réservées aux pères » qui leur permettent de « vider leur sac » et de s'apercevoir qu'ils ne sont pas les seuls à se poser des questions sur la fréquence des tétées, l'allaitement long, le sommeil partagé, la sexualité du couple…

---

140. Est-ce le résultat de ces campagnes ? Toujours est-il qu'un sondage commandé par le ministère de la Santé britannique à l'occasion de la Semaine de l'allaitement 2005 et effectué auprès de 427 hommes âgés de 18 à 46 ans, a révélé que 79 % d'entre eux souhaitaient que leurs enfants soient allaités.

141. Stremler J., Lovera D., « Insight from a breastfeeding peer support pilot program for husbands and fathers of Texas WIC participants », *Journal of Human Lactation* 2004 ; 20(4) : 417-22.

142. Par exemple à l'hôpital privé d'Antony, avec le Dr Alain Benoît.

C'est ainsi que de plus en plus de pères pourront jouer leur rôle dans l'allaitement, et dire comme Marc : « À moi, gardien d'un bon environnement propice à l'exercice de cet art, d'écarter les reproches et les regards des autres, et de te montrer que tu peux allaiter dans la confiance et dans la paix : l'allaitement, c'est aussi mon affaire. » Ou cet autre père : « Je n'ai jamais ressenti la frustration de ne pas pouvoir donner le biberon, estimant que les premières semaines, mon rôle de père était de couver le couple mère/nouveau-né. »

Une façon originale de participer !

Une enquête faite en Grande-Bretagne par une firme de lait infantile auprès de 2000 pères a révélé qu'un tiers d'entre eux reconnaissaient avoir goûté le lait de leur compagne. Et ce à plusieurs reprises, même s'ils n'en apprécient pas particulièrement le goût. Pour eux, c'est une façon de s'immerger dans l'élevage de l'enfant. L'un d'eux a dit : « C'était juste une façon de participer à l'expérience globale du fait d'avoir un bébé. » Et un autre : « Contempler mes enfants en train de se nourrir aux seins de ma femme était très émouvant, et je voulais participer à cela. Je l'ai fait spontanément. »

MENSONGE N° 7

Pas la peine d'allaiter si c'est pour arrêter très vite

On entend souvent des femmes dire : « J'aurais bien allaité, mais comme je devais retravailler très vite, j'ai pensé que ça ne valait pas le coup. »

On entend même des professionnels de santé asséner (on me l'a rapporté) : « Si vous n'avez pas l'intention d'allaiter six mois, pas la peine de commencer » ! Effet pervers des recommandations, largement diffusées maintenant, pour un allaitement exclusif de six mois ?

■ Un peu d'allaitement vaut mieux que pas d'allaitement du tout

En fait, toute quantité de lait maternel est bonne à prendre[143], que ce soit pour trois jours, trois semaines, trois mois ou trois ans.

Dire que les effets de l'allaitement sont « dose-dépendants » signifie bien que, si une dose plus forte aura effectivement plus d'effet, une faible dose en aura quand même, au moins sur certains points.

Et quand on sait la richesse du colostrum en anticorps (100 g d'IgA par litre !), qui en fait le premier vaccin du bébé, on peut imaginer qu'un bébé qui a reçu trois jours de cet « or liquide[144] » a déjà bien de la chance[145].

---

143. Et toute quantité de sein aussi ! Dans certaines maternités, on propose maintenant à toutes les femmes qui accouchent, qu'elles aient ou non l'intention d'allaiter, une « tétée de bienvenue » : le bébé est laissé sur le ventre de la maman et peut donc prendre le sein. La plupart de celles qui ne souhaitaient pas allaiter ne changent pas pour autant d'avis, mais toutes sont très contentes d'avoir pu accueillir ainsi leur bébé.
144. Chantry CJ, « Colostrum : "liquid gold" », *ABM News and Views* 2002 ; 8(4) : 29. Traduit dans les *Dossiers de l'allaitement* 2003 ; 57 : 10-11.
145. Le Pr Lestradet avait d'ailleurs déclaré, à la Journée internationale de l'allaitement de 1986, que le colostrum n'est « donc pas une nourriture au sens habituel du terme, mais un véritable concentré d'anticorps que l'enfant reçoit au cours des premières tétées. Cela doit être connu pour que l'enfant reçoive cet apport immunitaire indispensable. Lorsque les jeunes femmes, les médecins et les sages-femmes auront bien compris que le colostrum n'est pas un aliment quelconque, mais une solution concentrée d'anticorps, je pense qu'il paraîtra évident que le colostrum fait partie des apports nécessaires à l'enfant et que la femme, même si elle ne souhaite pas allaiter, devrait donner à son enfant cet apport vital essentiel. » (*Médecine et Enfance* 1987 ; 7(5) : 216).

Des études ont montré que le colostrum était une source naturelle de probiotiques [146], avait des propriétés anticholéra [147], antiamibiens [148], antiherpès [149], pouvait phagocyter et tuer *in vitro* des microorganismes comme *Escherichia coli* et *Candida albicans* [150], neutraliser des toxines [151], contenait des leucocytes capables de fabriquer de l'interféron [152], aux propriétés antivirales, etc., etc.

On a même pu montrer que le taux d'IgA pendant tout le premier mois de vie était corrélé au taux de TGF-bêta (*transforming growth factor-beta*) dans le colostrum, ce qui, pour les chercheurs, pourrait indiquer que le TGF-bêta contenu dans le colostrum sert de « starter » pour la production d'IgA chez les nourrissons [153].

---

146. Microorganismes vivants qui modifient de manière bénéfique l'organisme hôte en améliorant l'équilibre de sa flore intestinale. Voir : Novak FR, « Human colostrum : a natural source of probiotics ? », *J Pediatr (Rio J)* 2001 ; 77(4) : 265-70.
147. Majumdar AS, Ghose AC, « Protective properties of anticholera antibodies in human colostrum », *Infection and Immunity* 1982 ; 36(3) : 962-965.
148. Acosta-Altamirano G. et al, « Anti-amoebic properties of human colostrum », *Adv Exp Med Biol* 1987 ; 216B : 1347-52.
149. Kohl S. et al, « Human colostral cytotoxicity : antibody-dependent cellular cytotoxicity against Herpes simplex viral-infected cells mediated by colostral cells », *J Clin Lab Immunol* 1978 ; 1(3) : 221-4.
150. Ho PC, Lawton JW, « Human colostral cells : phagocytosis and killing of *E. Coli* and *C. albicans* », *J Pediatr*1978 ; 93(6) : 910-15.
151. Kim K. et al, « In vitro and in vivo neutralizing activity of human colostrum and milk against purified toxins A and B of Clostridium difficile », *J Infect Dis* 1984 ; 150(1) : 57-62.
152. Lawton JW and al, « Interferon synthesis by human colostal leucocytes », *Arch Dis Chilhood* 1979 ; 54 : 127-130.
153. Ogawa J. et al, « Role of transforming growth factor-beta in breast milk for initiation of IgA production in newborn infants », *Early Hum Dev* 2004 ; 77(1-2) : 67-75.

Le colostrum stimule également la sécrétion de cytokines, ce qui peut avoir un impact durable sur la façon dont évoluera le système immunitaire de l'enfant[154].

Quand on dit que donner le sein, au moins au début, c'est « donner un bon départ » à l'enfant, on ne ment pas !

Et pendant tout le temps où il continuera d'être allaité, il recevra un aliment parfait pour lui[155] et sera protégé par les anticorps du lait maternel. Sans compter tous les aspects psychologiques, affectifs, émotionnels… de la relation d'allaitement.

Quant à savoir si un allaitement court peut avoir des conséquences bénéfiques à long terme, c'est plus difficile à dire. Certaines études mettent « dans le même sac » les enfants non allaités et ceux allaités moins d'un mois ou deux, car elles ne voient pas d'effet à long terme d'un allaitement aussi court. Alors que d'autres observent un effet, même avec un allaitement de quelques semaines seulement. Pensons par exemple à l'étude[156] qui a suivi entre 13 et 16 ans d'anciens prématurés à qui on avait donné pendant leurs quatre premières semaines de vie soit du lait humain de lactarium, soit du lait industriel pour prématurés, soit du lait industriel standard. Ceux qui avaient reçu le lait humain avaient un taux moins élevé de « mauvais » cholestérol et un meilleur rapport bon cholestérol-mauvais cholestérol.

---

154. Bocci V. et al, « What is the role of cytokines in human colostrum », *J Biol Regul Homeost Agents* 1991 ; 5(4) : 121-124.

155. Pour une bonne synthèse sur la composition du lait humain, voir : « Tour d'horizon sur le lait humain », *Dossiers de l'allaitement* 2002 ; 52 : 10-15.

156. Singhal A. et al, « Breastmilk feeding and lipoprotein profile in adolescents born preterm : follow-up of a prospective randomised study », *Lancet* 2004 ; 363(9421) : 1571-78.

Et si l'on pouvait allaiter plus longtemps ?

Comme on le sait, la principale raison donnée pour un arrêt précoce programmé de l'allaitement[157] est la reprise du travail. Dans un sondage fait par l'Institut des mamans en 2002[158], plus de 23 % des mères disaient avoir arrêté l'allaitement pour cette raison.

De nombreuses études confirment ce fait. L'une d'elles[159] montre que la raison principale pour un arrêt de l'allaitement est la reprise du travail dans les douze semaines suivant l'accouchement, et que chaque semaine supplémentaire de congé augmente la durée de l'allaitement de presque une demi-semaine.

Face à cela, deux solutions : allonger le congé de maternité, ou arriver à concilier travail et allaitement.

Un congé plus long

Tout ce qui peut être fait pour allonger d'une manière ou d'une autre le congé de maternité aura des conséquences positives sur la durée de l'allaitement : ajout de vacances, prise du congé

---

157. Je ne parle pas ici de tous les arrêts précoces non prévus par la mère et le plus souvent injustifiés : douleurs de mamelons (qui pourraient être évitées), perception d'un « manque de lait » réel ou supposé (évitable également par une bonne conduite de l'allaitement), prise de médicaments (en fait compatibles avec l'allaitement), etc. Dans le sondage de l'Institut des mamans, près de 70 % des femmes disaient avoir arrêté d'allaiter plus tôt qu'elles ne le souhaitaient au départ.

158. http://www.institutdesmamans.com/Online/allaitement.php

159. Roe B., « Is there competition between breast-feeding and maternal employment? », *Demography* 1999 ; 36(2) : 157-71.

pour « suites de couches pathologiques »[160], congé parental[161], congé sans solde…

Mais la vraie mesure serait bien évidemment d'allonger le congé de maternité pour toutes.

Pourquoi la France ne peut-elle faire aussi bien que les pays scandinaves, avec leur congé de maternité de pratiquement un an et leurs taux d'allaitement frôlant les 100 % à la naissance (et encore 42 % à 9 mois en Norvège) ?

Pourquoi ne suit-elle pas l'exemple de la Grande-Bretagne, où le congé de maternité rémunéré, actuellement de six mois, doit passer à neuf en avril 2007 et à douze avant la fin de la législature ?

D'autant qu'on sait l'effet bénéfique d'un congé de maternité plus long sur la santé des enfants. Une étude comparative internationale portant sur dix-huit pays industrialisés de l'OCDE entre 1969 et 2000[162] a conclu que chaque tranche de dix semaines de congé de maternité supplémentaire fait baisser le taux de mortalité infantile de 2,6 % et le taux de mortalité postnatale (entre 28 et 365 jours de vie) de 4,1 % ! Comme explication possible de ces résultats, l'article cite entre autres l'allongement de la période d'allaitement qui en découle.

---

160. Attention : il ne s'agit pas, contrairement à ce que croient beaucoup, d'un « congé d'allaitement » (qui n'existe que dans certaines conventions collectives), mais d'un congé maladie qui suit les règles de tout congé maladie.

161. Jusqu'à il y a peu, si le congé pouvait être pris dès le premier enfant, il n'était rémunéré (sous la forme de l'APE, allocation parentale d'éducation) qu'à partir du second. Depuis janvier 2004, on peut toucher le complément « retrait d'activité » de la PAGE (prestation d'accueil du jeune enfant) dès le premier enfant, pour une période maximale de six mois.

162. Tanaka S., « Parental leave and child health across OECD countries », *Economic journal* 2005 ; 115(501) : F7-F28.

■ Concilier reprise du travail et poursuite de l'allaitement

Si, il y a encore quelques années, la quasi-totalité des femmes se pliaient à des « plans de sevrage » (supprimer une tétée après l'autre, de telle façon que le bébé soit entièrement au biberon à la reprise du travail) suggérés (avec plus ou moins d'insistance) par l'entourage, les professionnels de santé ou la structure de garde qui devait accueillir l'enfant, elles sont maintenant de plus en plus nombreuses à savoir qu'il est possible de continuer à allaiter après la reprise du travail. Et de plus en plus nombreuses à passer à l'acte.

Les avantages

Tout ce qui a été dit sur la protection apportée par l'allaitement est d'autant plus vrai pour un enfant qui va être gardé, en général à l'extérieur de chez lui, et va donc se trouver en contact avec beaucoup de germes nouveaux.

Une étude faite sur des enfants dont la mère travaillait[163] a par exemple montré que le risque de présenter une diarrhée était 7,8 fois plus élevé chez ceux qui ne recevaient plus de lait maternel, tandis que le risque de présenter une pathologie respiratoire aiguë était 1,9 fois plus élevé.

Et si l'enfant est moins malade parce qu'il est toujours allaité, c'est bon pour lui, c'est bon pour ses parents, c'est bon pour la société (et le trou de la Sécu!) et c'est bon… pour l'employeur, puisque la mère aura moins besoin de s'absenter pour garder son enfant malade. Dans l'étude précitée, l'absentéisme maternel en

---

163. Valdés V. et al, « Infant illness, breast milk feeding and type of care among infants of working mothers », *ABM News and Views* 1999 ; 5(3) : 24.

raison d'une maladie de l'enfant était 2,7 fois plus élevé lorsque l'enfant n'était plus allaité que lorsqu'il l'était toujours.

Une autre étude[164] s'est penchée sur la relation entre le mode d'alimentation de l'enfant et le nombre d'heures pendant lesquelles celui-ci a été exclu de son système de garde pour cause de maladie, pendant les cinq premières semaines d'utilisation de ce système de garde. Elle a constaté que le taux d'exclusion (donc de maladie) de l'enfant était significativement corrélé à son mode d'alimentation, son augmentation étant parallèle à celle du pourcentage de lait industriel. De même, on pouvait trouver une relation entre absentéisme maternel et mode d'alimentation de l'enfant avant le début de l'étude, les meilleurs résultats étant retrouvés chez les enfants qui étaient exclusivement allaités avant la reprise du travail par leur mère[165].

Lorsque la Compagnie générale de l'eau et de l'électricité de Los Angeles a mis en place un programme d'aide à l'allaitement pour ses employées, elle a constaté une baisse de 27 % de l'absentéisme maternel et une diminution de 35 % des dépenses de santé pour les enfants. De son côté, la société Aetna Inc (Hartford, USA) estime que chaque mère qui continue à allaiter grâce à son programme d'aide à l'allaitement fait économiser environ 1 500 $ par an à l'entreprise.

---

164. Jones EG, Matheny RJ, « Relationship between infant feeding and exclusion rate from child care because of illness », *J Am Diet Assoc* 1993 ; 93(7) : 809-11.

165. Ajoutons que quinze mères pouvaient aller voir leur enfant sur son lieu de garde pendant la journée. L'examen des données recueillies a montré que ces enfants avaient un taux d'exclusion pour maladie plus bas que ceux que leur mère ne pouvait aller voir.

Pour ce qui est des bénéfices psychologiques, en plus de ceux liés à l'allaitement prolongé, sa poursuite en cas de reprise du travail en comporte de spécifiques. Et c'est sur eux qu'insistent surtout les femmes qui ont vécu cette expérience. Toutes celles qui témoignent trouvent à peu près les mêmes mots pour les décrire : séparation adoucie pour l'enfant et pour la mère, moindre jalousie entre la mère et la gardienne, joie de la « tétée de retrouvailles », assurance donnée par ce lien sauvegardé.

Comment le faire

Le vrai secret de la réussite, c'est tout simplement... de savoir que c'est possible ! Qu'il ne s'agit pas là d'un exploit réservé à quelques hurluberlues ou masochistes, mais d'une possibilité réellement ouverte à toutes les femmes qui le souhaitent. Il est bien sûr préférable d'être soutenue par son entourage – en premier lieu le père de l'enfant –, par son médecin, par la/les personnes qui gardent l'enfant[166], par son employeur[167], par ses collègues de travail, et im-

166. De plus en plus de crèches accueillent favorablement les enfants allaités, que ce soit en acceptant que la mère vienne allaiter à la crèche ou en donnant à l'enfant le lait tiré par elle. C'est le cas par exemple des crèches départementales de Seine-Saint-Denis et des crèches de la Ville de Paris.

167. Aux États-Unis, certaines entreprises ont mis en place des programmes de soutien à l'allaitement (aménagement d'horaires et de lieux permettant de tirer son lait au travail). Une étude (Ortiz J. et al, « Duration of breast milk expression among working mothers enrolled in an employer-sponsored lactation program », *Pediatr Nurs* 2004 ; 30(2) : 111-9) s'est intéressée à 462 femmes bénéficiant de tels programmes. 97,5 % d'entre elles allaitaient à la naissance, 57,8 % à 6 mois. De celles qui étaient retournées au travail, 79 % ont entrepris de tirer leur lait au travail, et presque toutes (98 %) y sont parvenues, alors qu'à 84 %, elles travaillaient à plein temps. En moyenne, elles ont arrêté de tirer leur lait quand leur enfant avait 9 mois, mais certaines l'ont fait plus de deux ans.

portant de connaître d'autres femmes ayant vécu ou vivant la même expérience (réunions de groupes de mères, forums Internet, etc.).

Deux petits « secrets » permettent aussi de mettre toutes les chances de son côté. Ils sont très simples, mais peuvent paraître déroutants car ils vont à l'encontre de beaucoup d'idées reçues.

Le premier est qu'on peut continuer à allaiter complètement jusqu'à la reprise effective du travail, sans s'inquiéter si le bébé refuse le biberon (ce qui arrive souvent), voire la tasse ou la cuiller : il l'acceptera de la main de la personne qui le gardera, car il en comprendra alors la nécessité et l'utilité. Alors que lorsque c'est la mère (ou une autre personne en présence de la mère, voire parfois en son absence mais avant la reprise), il ne comprend pas pourquoi on lui propose du « deuxième choix » alors que le « premier choix » est là tout près, à portée de bouche.

On s'évitera ainsi bien des angoisses et des conflits pouvant tourner à l'épreuve de force. On minimisera aussi le risque de confusion sein/tétine (toujours présent, même s'il est fortement diminué, quel que soit l'âge de l'enfant) et on aura davantage de garanties que la lactation, mieux installée car plus ancienne, ne se tarisse pas.

La deuxième chose est, après la reprise, de continuer à allaiter à la demande dès qu'on a l'enfant avec soi (matin, soir, nuit, jours de congé, vacances). Non, cela ne « perturbera » pas l'enfant de ne pas avoir le même rythme à la crèche ou chez la nourrice, et à la maison. Au contraire, cela l'aidera à se structurer en lui permettant de faire la différence entre « quand je suis avec maman et que je peux téter » et « quand maman n'est pas là et que je ne peux pas téter ».

De plus, cela permettra de garder un nombre de tétées non négligeable, et ainsi d'entretenir la lactation, même avec des horaires irréguliers.

Ces deux « secrets » expliquent pourquoi tant de femmes qui souhaitaient continuer à allaiter en travaillant disent que « ça n'a pas marché », « ça s'est arrêté au bout de trois semaines ». En effet, quand on parle d'allaitement et travail dans les magazines, on lit en général qu'il faut « habituer » l'enfant aux biberons dès avant la reprise, et qu'après, on pourra donner la tétée « matin et soir ». Je ne dis pas que ce système ne peut pas marcher. Mais trop souvent, on se retrouve avec une lactation en forte baisse, un bébé frustré, souffrant éventuellement d'une confusion sein/tétine, qui finit par se détourner du sein, à la grande déception de sa mère.

Tirer son lait

Il est tout à fait possible de concilier travail et allaitement sans jamais tirer son lait. Néanmoins, certaines mères préfèrent que leur enfant ne reçoive que du lait maternel pendant les premiers cinq à six mois, comme le préconise l'Organisation mondiale de la santé. Et continue à en recevoir, couplé à des solides, même après ces premiers mois.

En plus des avantages pour la santé de l'enfant à court et à long terme, tirer son lait a d'autres bénéfices : en stimulant les seins, cela aide à maintenir la lactation ; cela prévient d'éventuels engorgements, canaux lactifères bouchés, et minimise les « fuites »[168].

---

168. Pour les aspects pratiques (comment tirer son lait, le conserver, le faire donner…), voir sur le site de La Leche League : http://www.lllfrance.org/pages/dt/travail.htm#

Les femmes qui choisissent de tirer leur lait allaitent généralement plus longtemps que les autres. Ainsi, parmi les employées d'une agence gouvernementale américaine qui pouvaient tirer leur lait au travail, 99 % allaitaient à la naissance, et plus de 68 % allaitaient encore à 1 an [169].

Facteurs favorisants

Il est évident que plus les circonstances sont favorables, plus il sera facile de concilier travail et allaitement :

- bébé plus âgé (un mois de plus ou de moins peut faire une grande différence : dans l'étude de K. Auerbach [170], les mères qui reprenaient le travail quand leur bébé avait au moins 16 semaines allaitaient plus longtemps que les autres) ;
- horaires réduits et/ou flexibles (s'il n'est pas possible d'arrêter complètement de travailler, il est peut-être envisageable de prendre temporairement un temps partiel : dans l'étude d'Auerbach, le nombre d'heures de travail par semaine était le deuxième facteur important) ;
- temps de transport plus court ;
- possibilité de tirer son lait ;
- bébé gardé près du lieu de travail, voire sur le lieu de travail ;
- et pourquoi pas, bébé emmené au travail !

---

169. Whaley SE et al, « Predictors of breastfeeding duration for employees of the Special Supplemental Nutrition Program for Women, Infants, and Children (WIC) », *J Am Diet Assoc* 2002 ; 102(9) : 1290-3.
170. Auerbach KG, « Maternal employment and breastfeeding. A study of 567 women's experiences », *Am J Dis Child* 1984 : 138(10) ; 958-60.

Mais même dans des circonstances beaucoup moins favorables, il est possible de poursuivre l'allaitement. Et d'en tirer une grande joie, une grande fierté et une grande confiance dans ses capacités de mère. Il faut le dire et le redire : personne n'a jamais regretté d'avoir tenté l'aventure[171], toutes le referaient si c'était à refaire !

■ Pas besoin de rester cloîtrée chez soi !

Je ne voudrais pas terminer sans dire un mot d'une autre raison qui explique parfois un allaitement court (voire pas d'allaitement du tout) : la croyance que si on allaite, on est coincée chez soi, sans possibilité de sortir.

Rien n'est plus faux (un mensonge de plus!) : on peut faire beaucoup de choses avec un bébé allaité[172]. À une seule condition : ne pas craindre d'allaiter où qu'on se trouve.

On touche là un point sensible : beaucoup de femmes n'imaginent pas allaiter en public, devant des étrangers, voire devant des proches (combien se croient obligées d'aller allaiter dans la chambre quand il y a des invités au salon ?). Et ce, parce qu'elles ne savent pas qu'avec un minimum d'entraînement et des habits adaptés[173], on peut allaiter en toute discrétion, sans découvrir ses seins.

---

171. Dans l'étude d'Auerbach, 82 % des mères interrogées ont dit qu'elles le referaient, les 18 % restants disant qu'elles préféreraient trouver une autre solution par rapport au travail (par exemple, ne reprendre que quand l'enfant serait plus grand).

172. Je suis même allée au cinéma avec mes bébés les premiers mois, tant qu'ils ne couraient pas partout à quatre pattes !

173. Même si l'on peut allaiter discrètement sans vêtements spéciaux (il suffit d'un haut séparé qu'on relève légèrement), il est intéressant de noter que, depuis peu, on trouve en France des vêtements d'allaitement (voir sur les sites www.tebalou.com et www.mamanana.com).

Si l'on recommence à voir des bébés allaités dans les squares, dans les cafés, dans les bus et dans les métros, dans les musées et à la piscine…, on peut être sûr que plus de femmes auront envie de se lancer dans l'allaitement, car elles y verront un geste naturel, intégré dans la vie, et non, comme c'est encore trop souvent le cas, une contrainte qui les enchaîne.

MENSONGE N° 8

Si l'on a la fièvre, il faut arrêter l'allaitement

Quand une femme qui allaite tombe malade, il est malheureusement fréquent que le premier avis médical qu'elle va recevoir soit de sevrer l'enfant dans la minute qui suit.

Les raisons généralement invoquées sont de trois ordres :

1) l'allaitement la fatigue et risque donc de compromettre sa guérison ;
2) les médicaments qu'elle doit prendre sont incompatibles avec l'allaitement ;
3) elle risque de transmettre sa maladie à l'enfant.

En fait, dans l'immense majorité des cas, non seulement l'allaitement *peut* être poursuivi, mais il est *bon* de le poursuivre, tant pour la mère que pour l'enfant.

Je ne ferai pas ici le catalogue de toutes les maladies possibles et imaginables[174], mais souhaite rappeler quelques vérités élémentaires.

■ En cas de maladie aiguë

Quand la mère commence à éprouver les premiers symptômes de la maladie, son bébé est bien souvent déjà exposé, parfois depuis plusieurs jours, à l'agent infectieux. La poursuite de l'allaitement ne peut que l'aider à éviter d'attraper lui-même la maladie, ou, s'il l'attrape, à l'avoir sous une forme atténuée.

Et ce grâce aux anticorps et autres facteurs immunitaires contenus dans le lait maternel. Anticorps « généralistes », secrétés en permanence dans le lait. Mais aussi produits « sur mesure » pour répondre aux micro-organismes pathogènes présents dans l'environnement de l'enfant et éventuellement absorbés par sa mère. C'est ce qu'on nomme le cycle entéro-mammaire[175]. Les anticorps ainsi produits, des immunoglobulines A sécrétoires, se fixent sur les muqueuses respiratoires et gastro-intestinales. Ils se fixent sur les microbes et les empêchent de pénétrer dans les tissus. Les défenses immunitaires de ces derniers n'ont donc pas besoin d'être activées, ce qui prévient la survenue de réactions inflammatoires et les symptômes cliniques coûteux en énergie.

---

174. Pour en savoir plus, on peut se reporter aux pages 505 à 556 du *Traité de l'allaitement maternel* (édité et distribué par La Leche League, BP 18, 78620 L'Étang-la-Ville, www.lllfrance.org).

175. Pour une description de ce phénomène, voir l'intervention du Pr Lars A. Hanson à la 5e Journée internationale de l'allaitement, Unesco, 2003 : Allaitement maternel, laits industriels et système immunitaire, hors-série des *Dossiers de l'allaitement*, page 3. Voir aussi son récent ouvrage (en anglais), *Immunobiology of human milk. How breastfeeding protects babies*, Pharmasoft Publishing, 2004.

Une étude récente[176] a par exemple montré que le lait de mères dont le bébé souffrait de bronchiolite contenait plus de cellules immunocompétentes et de cytokines que le lait de mères dont le bébé était en bonne santé. Cela aidait le bébé à lutter contre l'infection.

Pour la mère aussi, la poursuite de l'allaitement en cas de maladie aiguë a ses avantages. Elle peut, en gardant son bébé avec elle et en l'allaitant couchée, éviter d'avoir à se lever et économiser ainsi ses forces. De plus, un sevrage brutal, en plus de la détresse émotionnelle qu'il peut provoquer chez l'enfant et chez la mère, risque d'aggraver l'état de santé de cette dernière, en ajoutant à sa maladie un engorgement fort probable, voire une infection du sein.

En fait, l'allaitement peut être poursuivi dans la plupart des maladies : rhumes, grippes, infections diverses, gastro-entérite, intoxications alimentaires, rougeole, rubéole, varicelle (en-dehors de la période néonatale), choléra, typhoïde, maladies parasitaires (comme la malaria), même cancer s'il n'y a pas de chimiothérapie.

Et pour revenir au titre de ce chapitre, non, la fièvre n'est pas une contre-indication à l'allaitement ! Il s'agit là d'un mythe ancien et tenace[177] : dans sa thèse de médecine soutenue en 1945[178],

---

176. Bryant DL et al, « Does human milk change in response to infant infection ? », Annual ILCA Conference 2003, Sydney, *Journal of Human Lactation* 2004 ; 20(2) : 218.

177. Serait-ce un avatar de la crainte du « lait chaud » qui, dans beaucoup de sociétés traditionnelles, est vu comme susceptible d'empoisonner l'enfant ? Voir sur ce sujet l'étude d'Agnès Fine, Le nourrisson à la croisée des savoirs, *Annales de démographie historique*, 1994, p. 201-214.

178. A. Aboulenc, *Enquête sur l'allaitement maternel dans la région parisienne et sur les motifs de son abandon*, thèse de médecine, Paris, 1945, p. 40.

A. Aboulenc déplorait que « nombre de médecins et d'accoucheurs fassent arrêter l'allaitement dès que la température de la mère dépasse 37 °5, craignant que des toxines ne passent dans le lait ». S'il revenait soixante ans plus tard, il ne trouverait rien de changé, hélas…

Et les médicaments ?

Si une mère doit prendre des médicaments, il est courant qu'on lui enjoigne d'arrêter, ou du moins de suspendre temporairement l'allaitement.

En fait, il existe très peu de médicaments vraiment incompatibles avec l'allaitement[179], et il est exceptionnel de ne pas pouvoir en trouver un qui soit sans risque pour l'enfant, dans toute la panoplie existante.

D'autre part, il faut à chaque fois tenir compte de l'âge de l'enfant, de son poids, de son passé médical, de la quantité de lait maternel qu'il absorbe quotidiennement… Un médicament qui serait peu souhaitable pour la mère d'un nouveau-né, pourra très bien ne pas poser de problèmes pour la mère d'un bambin qui tète une fois par jour avant de s'endormir.

Il faut savoir aussi que beaucoup de nouveaux médicaments sont déclarés contre-indiqués en cas d'allaitement pour la simple

---

179. Voir l'ouvrage de Thomas W. Hale, *Medications and mothers' milk*, régulièrement mis à jour. Et la brochure de LLL France, *Médicaments et allaitement*, compilation des « coins du prescripteur » des *Dossiers de l'allaitement*. On peut aussi se renseigner auprès des centres de pharmacovigilance, des centres antipoison, des lactariums, et de IMAGE (Information sur les médicaments administrés pendant la grossesse et chez l'enfant), Hôpital Robert-Debré, 01 40 03 21 49.

raison que le fabricant, n'ayant pas fait les tests nécessaires (car très coûteux), préfère « se couvrir » et dégager sa responsabilité.

Enfin, il faudrait dans chaque cas peser et comparer les risques, d'une part de l'absorption par l'enfant d'une quantité minime de la substance[180], et d'autre part de son sevrage brutal et du recours à l'alimentation artificielle. Si l'on raisonnait ainsi, on s'apercevrait que les risques pour la santé à court et à long terme ne sont souvent pas là où on le croit…

Heureusement, des informations justes commencent à passer sur le sujet dans la presse médicale. C'est ainsi qu'en 2004, la revue *Prescrire*, dont on connaît la qualité de l'information et l'indépendance par rapport à l'industrie pharmaceutique, a publié un article intitulé « Antalgiques chez une femme qui allaite. Pas d'arrêt systématique de l'allaitement », disant que plusieurs antalgiques sont tout à fait compatibles avec l'allaitement : le paracétamol, l'ibuprofène et, en traitement bref, la codéine et la morphine[181].

Et même pour des pathologies lourdes, des études sont maintenant faites. Un exemple : une étude, présentée en mars 2005 au congrès annuel de l'American Society of Clinical Pharmacology and Therapeutics, tend à prouver qu'on peut prendre des antidé-

---

180. Comme l'a dit Thomas Hale à la 5ᵉ Journée internationale de l'allaitement : « La chose la plus importante à apprécier, concernant l'utilisation d'un médicament, est la quantité relative absorbée par l'enfant. En bref, c'est le rapport entre la quantité reçue par l'enfant via le lait maternel (mg/kg/jour) divisée par la dose reçue par la mère (mg/kg/jour). Ce n'est que si ce rapport dépasse 10 % que l'on peut réellement se poser des questions sur les risques encourus par le bébé. » (hors-série des *Dossiers de l'allaitement* 2003, p. 10-15).

181. *Revue Prescrire* 2004 ; 24(256) : 836-843.

presseurs en allaitant. Amy Lee et son équipe (Hôpital des Enfants malades de l'Université de Toronto) ont examiné 56 mères allaitantes dépressives traitées aux antidépresseurs et leurs bébés, à 4, 13, 26 et 52 semaines post-partum. Un seul bébé a montré une réaction associée à la prise de l'antidépresseur, réaction consistant en une augmentation du péristaltisme intestinal.

En résumé, on peut donc l'affirmer : on peut allaiter ET se soigner.

Encore trop souvent, des femmes arrêtent l'allaitement inutilement, que ce soit définitivement ou temporairement (j'ai régulièrement des appels de femmes à qui on a dit d'arrêter l'allaitement pendant le temps du traitement et qui se retrouvent avec un superbe engorgement et/ou un bébé qui ne veut plus téter).

Il en est d'autres qui renoncent à se soigner parce qu'elles ne veulent pas sacrifier leur allaitement, alors qu'elles auraient tout à fait pu prendre le médicament prescrit.

Et que penser des dentistes qui refusent de soigner une carie tant que la femme allaite ? Alors qu'on sait que les anesthésies locales, dont les anesthésies dentaires (bupivacaïne, lidocaïne), ne nécessitent aucune suspension de l'allaitement[182].

■ En cas d'hospitalisation

La situation est bien sûr fort différente selon que l'hospitalisation est prévue à l'avance ou qu'elle se fait en urgence.

182. Voir le « coin du prescripteur » des *Dossiers de l'allaitement* n° 47, avril 2001, page 18, Médicaments utilisés en anesthésiologie (2e partie).

Dans le premier cas, la mère aura eu le temps de se renseigner sur la durée de l'hospitalisation, les anesthésiques qui seront éventuellement utilisés et à quelle dose – et donc le temps minimum d'interruption de l'allaitement[183] –, l'état dans lequel elle sera après l'opération ou les examens, les possibilités de garder le bébé avec elle (les cas de « bébés accompagnants » se multiplient!) ou qu'il lui soit amené régulièrement pendant la journée, etc.

Si l'hospitalisation se fait en urgence, les choses sont en général bien différentes. Il n'y a pas le temps de discuter de dispositions spéciales, le temps presse, et le plus souvent, la mère et l'enfant sont séparés et l'allaitement brutalement interrompu. Cela dit, dès que les choses vont mieux, il est possible d'envisager les mesures permettant la reprise de l'allaitement.

Maladies chroniques...

Beaucoup de mères ont réussi à allaiter malgré des maladies chroniques telles que: asthme, diabète, mucoviscidose, épilepsie, maladie thyroïdienne...

Les études ont montré que:

– l'allaitement n'aggrave généralement pas la maladie de la mère (dans certains cas même, il prolonge la rémission apportée par la grossesse);

---

183. En cas d'anesthésie générale, l'allaitement peut reprendre dès que la mère se sent en état de le faire. C'est le signe que le produit s'est suffisamment éliminé pour ne pas poser de problème (c'est ce qui se passe d'ailleurs en cas de césarienne sous anesthésie générale). Voir *DA* n° 46 et 47.

– si elles sont correctement informées et aidées, ces mères n'ont pas de difficultés particulières pour allaiter;
– il est en général possible de mettre en place un traitement qui maintient la maladie sous contrôle sans être toxique pour l'enfant (dans certains cas, des dosages réguliers dans le sang de celui-ci seront nécessaires);
– le lait de ces femmes est physiologiquement normal et adéquat pour leur enfant, les différences de composition éventuelles restant dans les limites de la normale.

Si l'on prend l'exemple des mères diabétiques, les études ont montré que:

– l'allaitement peut diminuer le stress, qui aggrave le diabète;
– l'allaitement peut diminuer le risque que le bébé développe le diabète plus tard dans sa vie;
– les hormones qui sont produites pendant l'allaitement et le surplus d'énergie qui est utilisé pour la production du lait peuvent diminuer la quantité d'insuline dont la mère a besoin (sachant que l'insuline est compatible avec l'allaitement);
– bien des mères diabétiques se sentent en meilleure santé pendant l'allaitement;
– les problèmes d'allaitement que rencontrent souvent les mères diabétiques ne sont pour la plupart pas dus à leur maladie mais à des interférences empêchant de bien démarrer l'allaitement, interférences causées par la peur et la méconnaissance des soignants.

… et handicaps

Pour les mères atteintes d'un handicap (paralysie, cécité…), le maternage d'un enfant va présenter des difficultés particulières que l'allaitement, loin d'aggraver, peut aider à réduire.

Pour ces femmes, réussir à allaiter est une source de fierté, de confiance en elles et dans les capacités de leur corps. Qu'on pense par exemple à cette mère amputée du bras droit à l'épaule, du bras gauche sous le coude et de la jambe gauche au-dessus du genou à la suite de très graves brûlures électriques. Elle ne pouvait assurer presque aucun des soins à son enfant, allaiter était l'unique chose qu'elle était la seule à pouvoir faire pour lui[184].

Les mères aveugles et malvoyantes, elles aussi, peuvent allaiter et en retirent des satisfactions particulières. Comme le dit l'une d'elles : « J'ai porté ce bébé, et ce bébé, je continue à le nourrir, je continue à avoir ce contact physique. Et en même temps, quand je l'allaite, il y a le regard, il y a tout un échange. Même si je ne le vois pas, je le sens, il met sa main sur ma poitrine, sa peau est douce comme de la soie. J'ai l'impression qu'il me caresse, c'est des caresses de reconnaissance. Et ce bébé, il est tellement près de moi, très proche de moi, que je le sens. Il a une odeur qu'aucun autre bébé ne peut avoir et je trouve, comme toutes les mamans certainement, que ce bébé est celui qui a la meilleure odeur. C'est un parfum que j'éprouve le besoin de sentir, quand il dort, cette

184. Une autre mère, anglaise, née sans bras ni jambes à cause de la thalidomide prise par sa mère pendant la grossesse, a eu un petit garçon en 1999, qu'elle a allaité et porté grâce à une écharpe de portage. Une statue la représentant enceinte se trouve depuis septembre 2005 à Trafalgar Square, au centre de Londres.

odeur me manque, j'ai vraiment besoin de le sentir ce bébé, son odeur m'apaise. »

Quelle plus belle façon de dire que l'allaitement, c'est vraiment pour toutes les mères (et tous les bébés, naturellement) !

MENSONGE N° 9

On n'est pas une bonne mère si on n'allaite pas

Chez nous, les défenseurs de l'allaitement maternel se voient souvent accusés de vouloir « culpabiliser les femmes qui ne veulent ou ne peuvent allaiter » et les considérer comme de « moins bonnes », voire de « mauvaises » mères.

En réalité, ce qu'ils disent, s'appuyant pour cela sur les études scientifiques et l'expérience des mères, c'est que l'allaitement *facilite* le maternage, qu'il est plus *facile* de bien s'occuper de son bébé quand on l'allaite. Et donc, à la limite, que les femmes qui n'allaitent pas ont plus de mérite à pratiquer un bon maternage, puisqu'elles doivent le faire sans bénéficier de l'aide apportée par l'allaitement.

Comme l'écrivait Winnicott[185], « il n'y a pas de doute qu'une mère qui, pour une raison ou une autre, ne peut allaiter est ca-

185. *L'Enfant et le monde extérieur* (Payot, 1957).

pable de mener à bien la plus grande partie de cet établissement précoce d'une relation humaine en apportant, au moyen du biberon, une satisfaction instinctuelle au moment de l'excitation des tétées. Dans l'ensemble, néanmoins, il apparaît que les mères qui sont capables de nourrir au sein trouvent dans l'allaitement une expérience beaucoup plus riche pour elles-mêmes et cela peut contribuer à l'établissement précoce d'une relation telle qu'elle peut exister entre deux êtres humains. »

Je ne vais pas donc pas ici montrer en quoi une mère qui n'allaite pas peut être une mère tout à fait bonne, car cela va sans dire. Mais plutôt en quoi l'allaitement aide à être une mère « bonne », ou « suffisamment bonne » pour reprendre l'expression de Winnicott.

■ Un « bain d'hormones »

La première chose qui vient à l'esprit, c'est que lorsqu'une femme allaite, elle est comme « inondée » d'hormones, au premier chef la prolactine et l'ocytocine, qu'on a pu appeler « hormones de maternage ».

On s'est longtemps surtout intéressé à la prolactine, dont on a pu montrer que « partout où des mères ou des *allomères* sont motivées pour protéger ou nourrir des petits, on détecte la présence de forts taux de prolactine[186] ». De nombreuses expériences ont été faites chez les animaux, montrant que lorsque les mâles sont

186. Sarah Blaffer Hrdy, *Les instincts maternels* (Payot, 2002).

fortement impliqués dans le maternage, ils ont eux aussi des taux de prolactine élevés[187].

Depuis quelques années, on s'intéresse également beaucoup à l'ocytocine. Son étude occupe des chercheurs à plein temps, et les études la concernant rempliraient maintenant des pans entiers de bibliothèque[188]. Toutes ces études montrent que l'ocytocine – en plus de son rôle primordial dans la vie sexuelle et reproductive (orgasme, contractions de l'accouchement, réflexe d'éjection du lait) – est associée à la capacité d'entretenir des relations interpersonnelles de qualité ; c'est un médiateur des expériences émotionnelles dans les relations proches. Comme l'écrit Sarah Blaffer Hrdy, « l'hormone de la naissance rapide est aussi profondément impliquée dans des réponses plus subjectives – l'afflux de sensations douces qui envahissent la mère qui allaite, la levée des inhibitions lorsque deux mammifères sont assis côte à côte ou se toilettent mutuellement, ou lorsque des compagnons de longue date se serrent ou se frottent l'un contre l'autre. Les niveaux d'ocytocine montent chaque fois que quelqu'un reçoit un bon massage ».

Ces hormones aident donc à faire des soins au bébé quelque chose de plaisant et d'agréable. On sait également qu'elles aident la mère à être plus détendue, plus patiente. Il y a donc beaucoup moins de risques qu'elle se sente dépassée et énervée par les exigences du bébé et la disponibilité que cela suppose. Et donc beaucoup

187. Et ce n'est pas vrai que chez les mammifères ! Savez-vous par exemple que « chez des oiseaux comme les pigeons, les colombes, les pingouins empereurs et les flamants, la prolactine stimule aussi bien chez les mâles que chez les femelles la production de "lait végétal", soit une décoction crémeuse de nourriture partiellement digérée » (*op. cit.*), destinée aux poussins fraîchement éclos.

188. Et tout un site, qui lui est entièrement consacré : www.oxytocin.org

moins de risques qu'elle en arrive à le maltraiter parce qu'elle est excédée.

Et n'oublions pas que le bébé lui aussi baigne dans ce bain d'hormones, et que cela a des conséquences sur son comportement à lui aussi.

■ Un bébé gratifiant

Une des raisons pour lesquelles l'allaitement facilite le maternage tient en effet au fait qu'en règle générale, il est plus agréable de s'occuper d'un bébé allaité.

Par exemple, et cela va sans doute vous paraître bien trivial, toutes les mères qui allaitent vous parleront de la bonne odeur de leur bébé, du plaisir qu'elles ont à le renifler. L'odeur est clairement moins agréable quand le bébé est au biberon. Et que dire de la différence d'odeur des selles ?...

Par ailleurs, un bébé, surtout s'il est allaité exclusivement et à la demande, est beaucoup moins souvent malade. Quand on sait par exemple qu'un bébé allaité court deux fois moins de risque de souffrir d'une otite, on comprend qu'il soit plus facile et gratifiant de s'occuper d'un bébé allaité.

D'autant plus que les bébés allaités pleurent moins, soit qu'ils aient moins de raisons de pleurer (moins de maladies, moins de douleurs, moins de stress dus à la séparation...), soit que leurs éventuels malaises soient facilement calmés par la succion du sein.

La tétée, outil de maternage

La tétée est en effet un formidable outil de maternage, pour peu qu'on dépasse la vision qu'on en a encore souvent chez nous, à savoir une vision limitée à la nutrition et calquée sur les biberons : à tel âge tant de tétées par vingt-quatre heures, durant tant de minutes, au moins espacées de tant de temps ; tout le reste n'étant que du « tétouillage » à bannir absolument [189].

En fait, un bébé peut téter pour tout un tas de raisons, toutes valables : s'apaiser, se rassurer, soulager des coliques, s'endormir… Et à chaque fois, ce sont des pleurs en moins pour le bébé, et du stress en moins pour les parents.

Comme le dit Sarah Blaffer Hrdy, « depuis au moins cinquante millions d'années, les petits primates se sentent en sécurité en tétant dans la mesure où un bébé qui tète est un bébé dont la mère est à proximité. Un goût d'eau sucrée dans la bouche suscite un calme plus grand encore, parce que, pour un mammifère, ce goût sucré est associé au lait maternel [190] ». Les études récentes sur le pouvoir analgésique de la tétée au sein sont venues confirmer ce fait.

La proximité physique induite par l'allaitement

On sait que, dès la naissance, le contact rassure la mère et l'enfant. On décrit chez tous les petits mammifères un « cri de dé-

189. Pour une étude comparative sur la fréquence des tétées, facteur-clé dans la réussite de l'allaitement, voir : Nathalie Roques, *Allaitement maternel et proximité mère-bébé* (Erès, 2003).
190. *Op. cit.*

tresse à la séparation » (SDC = *separation distress call)* qui s'apaise dès que le contact physique avec la mère est rétabli. En fait, on peut dire, comme le Dr Bergman[191], que l'« habitat » naturel du bébé après la naissance, c'est le corps maternel. Quand on le sépare de cet « habitat », il a, comme tous les petits mammifères, cette « réaction de protestation-désespoir », qui aide à la survie en diminuant la dépense énergétique et la croissance, via une diminution du rythme cardiaque et de la température corporelle et une augmentation massive de la production d'hormones du stress. Une fois que la mère et le bébé sont réunis, le rythme cardiaque et la température corporelle du bébé remontent et les hormones du stress diminuent.

La recherche a montré que le contact peau à peau entre la mère et son bébé prématuré réduit la production d'hormones du stress de 74 %[192]. Et l'on sait que des taux élevés d'hormones du stress inhibent les fonctions intestinales, la digestion et la croissance.

Bien sûr, cette proximité physique, ce contact peau à peau peuvent exister même sans allaitement au sein. Mais étant donné la valorisation dans notre culture d'un maternage « distal » plutôt que « proximal », les bébés allaités au sein ont beaucoup plus de chances de bénéficier de cette proximité que les bébés nourris au biberon. Car le sein ne peut être donné à distance, contrairement

---

191. Voir son site www.kangaroomothercare.com, et son intervention à la 6e Journée internationale de l'allaitement, Versailles, 2005, parue dans le hors-série des *Dossiers de l'allaitement*.

192. Mooncey S. et al, « The effect of mother-infant skin-to-skin contact on plasma cortisol and beta-endorphin concentrations in preterm newborns », *Infant Behavior and Development* 1997 ; 20 : 553-557.

au biberon qui peut l'être à distance de la longueur du bras (voire sans présence humaine quand on arrive à « caler » le biberon pour que le bébé le boive tout seul, voir les différents gadgets imaginés à cet effet : bras articulé, etc.).

■ Le développement des sens

Dans l'allaitement, ce sont tous les sens du bébé qui sont sollicités et développés, et qui aident à l'établissement des premiers liens entre la mère et l'enfant.

Le toucher

Lors des tétées, la stimulation cutanée que le bébé reçoit au contact du corps de sa mère, de sa chaleur et surtout les stimulations péri-orales (visage, nez, langue, bouche) sont importantes. On sait qu'elles améliorent les fonctions respiratoires et donc l'oxygénation du sang.

De plus, le contact peau à peau aide à la communication entre la mère et son bébé. Comme le dit Ashley Montagu : « Les premières perceptions s'organisent autour de la tétée, source de multiples sensations cutanées et tactiles. Le mouvement des lèvres du nourrisson sur le sein de sa mère, les progrès qu'il fait en observant le visage et les yeux de sa mère, les mouvements des mains et des doigts qui explorent le corps de sa mère, toutes les sensations associées à ces expériences permettent au bébé d'établir un code [...] À partir de la connaissance du corps de sa mère, le bébé peut émettre des signaux susceptibles de provoquer les réponses qu'il souhaite »[193].

---

193. *La Peau et le Toucher : un premier langage* (Seuil, 1979).

L'odorat et le goût

L'odorat est sans doute le sens qui est le plus développé et fonctionnel dès la naissance. De nombreuses études ont été faites sur le sujet.

Dès 1975, Macfarlane avait montré que des bébés allaités âgés de 6 jours préféraient un tampon imprégné de l'odeur du sein de leur mère et de son lait à un tampon d'une autre mère allaitante [194]. L'expérience a été maintes fois répétée depuis [195], notamment chez des bébés âgés de 2 à 7 jours [196], avec les mêmes résultats.

On a même montré que des nourrissons de quelques jours alimentés au lait industriel depuis leur naissance préféraient nettement respirer un tampon portant l'odeur d'un sein allaitant à un tampon portant l'odeur de leur lait industriel [197].

Il est vrai, on l'a montré, que le mamelon et l'aréole dégagent des odeurs semblables à celles du liquide amniotique, ce qui fait que le bébé posé sur le sein (ou mieux, qui rampe pour l'atteindre) tout de suite après la naissance, se retrouve immédiatement en terrain connu.

La vision

La vision du nouveau-né n'est pas encore au point, mais l'on sait qu'il accommode sur des objets placés à un peu plus de 20 cm,

---

194. Macfarlane A., « Olfaction in the development of social preferences in the human neonate ». In : Macfarlane A. (ed), Ciba Found Symp 33 : 103-117.
195. Voir : Laing DG et al, *The Human sense of smell* (Springer-Verlag, 1991).
196. Kushnerenko EV et al, « Human neonate's reactions to natural olfactory stimuli », *International Journal of Psychophysiology* 1998 ; 30 : 1-2.
197. Marlier L. et Schaal B, « Human newborns prefer human milk : conspecific milk odor is attractive without postnatal experience », *Child Development* 2005 ; 76(1) : 155.

ce qui est la distance entre ses yeux et le visage de sa mère quand il est au sein. Et l'on connaît bien maintenant l'importance de ces échanges de regards pour l'établissement des premiers liens.

L'ouïe

On sait qu'*in utero*, le fœtus baigne dans les bruits internes du corps de la mère, à commencer par les bruits de son cœur. En position d'allaitement, tout contre le corps maternel, il va retrouver ces bruits à chaque tétée.

■ Styles d'allaitement

Une étude[198] a montré comment les tétées impliquaient que les mères interrompent leurs activités, s'assoient et interagissent avec leur bébé d'une manière intime. Cela est surtout vrai chez nous, où la tétée est un moment bien particulier.

Cela l'est sans doute moins dans les endroits où l'enfant, continuellement en contact avec sa mère, a un accès permanent au sein, que ce soit le jour ou la nuit. Mais dans ces cas-là également, l'enfant bénéficie énormément de cette proximité. Comme le dit Brazelton, « le fait d'être là, tout simplement, est tellement important. Sur les plateaux du Mexique où j'ai effectué des recherches, les mères interagissent rarement ou pas du tout face à face avec le

198. Epstein K., « The interactions between breastfeeding mothers and their babies during the breastfeeding session », *Early Child Development and Care* 1993 ; 87 : 93-104.

bébé. Mais elles le portent toute la journée dans un *serape*. Elles lui donnent le sein jusqu'à soixante-dix à quatre-vingt-dix fois par jour. On peut dire qu'elles *sont là* pour le bébé. [199] »

■ Comportement de la mère et de l'enfant

Une étude comportementale faite en 1977 [200] sur 115 bébés âgés au départ de 7 jours à 3 semaines et suivis pendant dix-huit mois a montré que les bébés nourris au biberon s'orientaient, dans l'ensemble, moins vers la mère (ou une autre personne familière) que ceux nourris au sein. L'observation se faisait au cours d'une pesée. L'enfant était posé sur la balance et l'on notait s'il se tournait vers la personne familière ou non.

Les différences étaient à long terme et se retrouvaient au-delà des périodes où les enfants étaient nourris différemment. Il y avait un rapport entre ces différences et la longueur de la période d'allaitement. Certains résultats montraient que le comportement des mères vis-à-vis des bébés étaient différent selon qu'elles allaitaient ou non le bébé et suivant la longueur de la période d'allaitement : les mères qui avaient par la suite continué à allaiter leur bébé pendant au moins un mois, avaient plus fréquemment que les autres déposé le bébé de manière à ce qu'il se trouve face à face avec elles.

199. *Ce qu'un enfant doit avoir* (Stock/Laurence Pernoud, 2001).
200. Noirot E., « Orientation sociale et mode d'alimentation chez le bébé humain (résultats exploratoires) », *Psychologie médicale* 1977 ; 9, 11 : 2127-2142.

Mères dépressives

L'allaitement peut aider une mère à être « suffisamment bonne » même dans des cas extrêmes. C'est ainsi qu'une étude[201] s'est intéressée à quatre catégories de mères : allaitantes et dépressives, allaitantes et non dépressives, donnant le biberon et dépressives, donnant le biberon et non dépressives. Les bébés des mères appartenant au troisième groupe montraient, en moyenne, plus d'émotions négatives, moins d'émotions positives et plus de réflexes anormaux que ceux des trois autres groupes. Les chercheurs en concluaient que l'allaitement semblait protéger les bébés des effets nocifs de la dépression maternelle.

Moindre risque de maltraitance

D'après les résultats de l'étude[202] menée par le Dr L. Strathearn (Texas, USA) en 2002, le risque de maltraitance des enfants par leur mère est d'autant plus faible que l'allaitement a été long. La durée de l'allaitement est aussi corrélée à la gravité des sévices : plus l'enfant a été allaité longtemps, moins les sévices éventuels sont importants.

Cette étude prospective a porté sur 7 695 mères. On a recueilli des données sur la longueur de l'allaitement à partir de la naissance. Les enfants ont été suivis pendant quatorze ans, et tout signe de sévices a été noté.

---

201. Jones NA et al, « Patterns of brain electrical activity in infants of depressed mothers who breastfeed and bottle-feed. The mediating role of infant temperament », *Biol Psych* 2004 ; 67 : 103-24.

202. Strathearn L., « Is Breastfeeding Protective Against Child Abuse and Neglect ? The Biology of Nurturance Explored », 14th International Congress on Child Abuse and Neglect, Denver, July 10, 2002.

Le risque de sévices était moins important chez les enfants ayant été allaités pendant au moins quatre mois que chez les enfants ayant été allaités pendant moins longtemps ou ne l'ayant pas été du tout. En fait, après correction pour toutes les autres variables confondantes, la durée de l'allaitement était le facteur prédictif le plus important pour le risque de sévices physiques.

Il est possible que les mères les plus susceptibles de maltraiter leur enfant soient aussi celles qui ne souhaitent pas allaiter. Mais aussi, le climat hormonal de l'allaitement (prolactine et ocytocine) modifie les réponses physiologiques et psychologiques maternelles, ce qui peut abaisser le risque de maltraitance. La mère qui allaite est habituellement plus encline à répondre aux besoins de son enfant ; les mères qui allaitent longtemps le font habituellement parce que la relation d'allaitement est gratifiante, et que cela donne une tonalité plus positive à leur relation avec leur enfant. Ces mécanismes biologiques pourraient expliquer qu'une mère qui a été maltraitée pendant son enfance sera plus encline à maltraiter ses enfants à son tour. Quoi qu'il en soit, L. Strathearn estime que c'est une raison supplémentaire d'encourager les femmes à allaiter.

Moindre risque d'abandon

Un des « effets secondaires » des programmes de promotion de l'allaitement a souvent été une diminution du taux d'abandon, preuve s'il en est que l'allaitement aide les mères à s'attacher à leur bébé.

Par exemple, en Russie, la mise en place de l'Initiative Hôpital Ami des Bébés a réduit de moitié le nombre d'abandons dans les hôpitaux concernés, nombre qui était très élevé à l'origine[203].

De même, la mise en place de la méthode Kangourou pour les prématurés (peau à peau et allaitement) diminue le nombre d'abandons. D'après l'ouvrage de Nathalie Charpak, Zita de Calume et Annick Hamel[204], « ce constat a été fait à Bogota, sans qu'aucun chiffre ne soit actuellement disponible. En revanche, une étude[205] menée à Maputo (Mozambique) présente comme un résultat important le fait que sur cent enfants mis en kangourou entre mai 1986 et janvier 1987, aucun n'ait été abandonné ».

■ Allaitement et devenir des enfants

On verra dans le chapitre sur l'allaitement long les résultats de l'étude néo-zélandaise[206] sur des adolescents âgés de 15 à 18 ans et leurs capacités d'adaptation psychosociale, en rapport avec la durée

203. Lvoff NM, Lvoff V. et Klaus MH, « Effect of the Baby-Friendly Initiative on Infant Abandonment in a Russian Hospital », *Archives of Pediatric and Adolescent Medicine* 2000 ; 154 : 474-477.
204. *La Méthode kangourou. Comment les mères des enfants prématurés se substituent aux couveuses* (ESF éd., 1996).
205. Colonna F. et al, « The "kangaroo-mother" method : evaluation of an alternative model for the care of low birth weight newborns in developing countries », *International Journal of Gynaecology and Obstetrics* 1990 ; 31(4) : 335-339.
206. Fergusson DM, Woodward LJ, « Breastfeeding and later psychosocial adjustment », *Paediatr Perinat Epidemiol* 1999 ; 13(2) : 144-57.

de l'allaitement. Étude qui concluait que l'allaitement long semblait favoriser des rapports parents-enfants de meilleure qualité.

Une autre étude faite en 1992 [207] a comparé des familles mayas du Guatemala et des familles nord-américaines. Elle est réellement passionnante, car elle n'est pas seulement quantitative : il y a eu de très longs entretiens avec les familles portant sur beaucoup d'aspects du maternage (allaitement, sommeil…) qui mettent bien en évidence les différences entre maternage « distal » et maternage « proximal ».

Une mère maya, interrogée sur la façon dont elle apprenait à son bébé de 13 mois qu'il y a des choses à ne pas toucher, répondit qu'elle lui disait : « N'y touche pas, ça pourrait te faire du mal », et que l'enfant n'y touchait pas. L'interviewer s'étonna, disant qu'aux États-Unis, le simple fait de dire cela à l'enfant l'aurait d'autant plus poussé à y toucher. Alors la mère a dit que les enfants américains faisaient peut-être cela parce qu'ils étaient séparés de leurs parents, notamment la nuit : « Chez nous, les bébés sont toujours avec la mère. Aux États-Unis, vous séparez les bébés. Peut-être est-ce la raison pour laquelle ici, les enfants comprennent mieux leur mère. Ils sont plus proches. Peut-être que les enfants américains sentent la distance, et qu'il est donc plus difficile pour eux d'apprendre comment se comporter. » Cette mère avait-elle raison de faire cette hypothèse ? En tout cas, elle trouvait très bizarre qu'on s'étonne que cela se passe sans problème chez elle…

207. Morelli GA et al, « Cultural variation in infants' sleeping arrangements : Questions of independence », *Developmental Psychology* 1992 ; 28(4) : 604-613.

Pour résumer, je dirais que l'allaitement, s'il n'est pas une condition nécessaire ni même suffisante[208] à un maternage de qualité, en est un important « facilitateur » dont il est dommage que tant de femmes et tant de bébés soient privés par manque de soutien et d'information.

---

208. Bien que la phrase « mieux vaut un biberon donné avec amour qu'un sein donné sans amour » soit un gimmick usé, il peut arriver – rarement – que l'allaitement ne s'accompagne pas vraiment d'un maternage de qualité. Qu'on pense par exemple aux Mundugumor de Nouvelle-Guinée observés par l'anthropologue Margaret Mead : les mères allaitent debout « en soutenant l'enfant d'une main, dans une position telle que les bras de la mère se fatiguent et que ceux du nourrisson ne peuvent se mouvoir » ; la tétée doit durer juste le temps nécessaire pour rassasier le petit qui est aussitôt remis dans son panier. « Aussi les nourrissons se montrent-ils combatifs et obstinés : ils ne lâchent pas le mamelon et tètent aussi rapidement, aussi vigoureusement que possible, ils s'étouffent fréquemment à avaler trop vite ; la mère s'impatiente, l'enfant hurle. Au lieu d'être un geste tout de tendresse et de douceur, la tétée présente une situation caractérisée par de la colère et une lutte. » (Catherine Rollet et Marie-France Morel, *Des bébés et des hommes. Tradition et modernité des soins aux tout-petits*, Albin Michel, 2000).

MENSONGE N° 10

Allaiter, c'est bien les premiers mois, après, ça ne sert plus à rien (ou c'est mauvais)

C'est sans doute chez nous le « mensonge » qui fait le plus de mal à l'allaitement, et qui est relayé aussi bien par les professionnels de santé que par les travailleurs de la petite enfance, la voisine, la belle-mère, la bonne copine, les médias, etc.

Dès que l'allaitement dépasse quelques semaines, la mère est assaillie de questions, de remarques, de critiques, d'interrogations… et soumise à rude pression : « Quand est-ce que tu arrêtes ? », « Mais quand vas-tu lui donner autre chose ? », « Ton lait ne doit plus lui suffire », « Ça suffit comme ça, pas la peine de continuer », « Là, vous vous faites plaisir, c'est tout », « Vous êtes aveugle aux signes que vous envoie votre bébé disant qu'il veut arrêter de téter » (si, si, je l'ai entendu, de la bouche d'une psy !), « Vous le rendez dépendant », « Attention à l'inceste » (s'il s'agit d'un garçon), « Vous allez en faire un homosexuel », « Il risque d'avoir des TOC[209] plus tard », « Vous mettez vos enfants à votre service sexuel[210] »... j'en passe, et des meilleures.

La limite au-delà de laquelle cela devient soit inutile soit pathologique varie selon les gens : pour certains, ce sera trois mois[211], pour d'autres six mois[212], pour d'autres encore neuf mois ou douze mois.

Sans qu'aucune raison valable, aucune étude scientifique sérieuse ne vienne corroborer ces dires.

■ Non, après 3 mois, le lait maternel, ce n'est pas « que de l'eau »

Ce qu'on sait de la composition du lait de femme, qui en fait un aliment complet, équilibré et parfaitement adapté aux besoins de l'enfant, riche en acides gras essentiels pour construire son cerveau, en facteurs de protection, etc., reste vrai quel que soit l'« âge » de l'allaitement.

---

209. Troubles obsessionnels compulsifs.

210. Jean-Pierre Winter, psychanalyste, au colloque de la Cause des bébés sur « l'art de nourrir les bébés », Montrouge, février 2005.

211. Marcel Rufo : « Je suis en plein combat avec mes consœurs Edwige Antier et Christiane Olivier, qui tiennent des propos bizarres : il faut allaiter son bébé jusqu'à 1 an. Moi, je crois qu'au 3e mois on peut le mettre à la crèche et reprendre le travail. » (*L'Express*, 9 octobre 2003).

212. Le même Marcel Rufo, deux ans plus tard : « De la naissance à 6 mois, il faut que la mère soit au plus près du bébé. Mais l'allaitement, s'il est choisi, ne devrait pas se poursuivre au-delà. Je vais encore déclencher une émeute, mais allaiter plus de six mois, quand l'enfant commence à avoir des dents, cela me pose question. Quand le sein a retrouvé sa fonction érotique, il ne se partage pas ! Ou alors, c'est qu'il y a érotisation de l'allaitement. » (*Elle*, 25 avril 2005). Comme quoi, on peut évoluer. Allez, encore un effort !

Le lait d'une femme qui allaite un enfant de 18 mois est tout aussi riche que celui d'une femme qui allaite un bébé de 3 mois[213]. Certaines études récentes tendraient même à prouver qu'il est plus riche. Des chercheurs israéliens ont comparé[214] le lait de femmes ayant allaité deux à six mois à celui de femmes ayant allaité douze à trente-neuf mois. Pour le premier groupe, la teneur moyenne du lait en matières grasses était de 7 %, contre 11 % pour le deuxième groupe. Un litre de lait des femmes du premier groupe représentait 740 calories, contre 880 dans le second groupe.

On voit par là que l'apport calorique du lait maternel dans le régime alimentaire d'un enfant de 2 ans qui tète encore pas mal, est loin d'être négligeable. La conclusion des chercheurs était d'ailleurs : « Aussi pouvons-nous encourager les mères à continuer à nourrir leurs enfants au sein, car d'un point de vue nutritionnel, leur lait a bien une valeur. »

Certes, à partir d'un certain âge[215], l'allaitement devra être complété par des aliments solides. Mais, pendant encore plusieurs

---

213. Victora CG et al, « Is prolonged breastfeeding associated with malnutrition ? » *Am J Clin Nutr* 1984 ; 39 : 307-14.
214. Mandel D. et al, « Fat and energy contents of expressed human breast milk in prolonged lactation », *Pediatrics* 2005 ; 116(3) : e432-5.
215. Actuellement estimé à 6 mois, il pourrait être repoussé à l'avenir. Voir par exemple : Borresen HC, « Rethinking current recommendations to introduce solid food between four and six months to exclusively breastfeeding infants », *J Hum Lact* 1995; 11(3) : 201-4, qui dit que « la plupart des enfants allaités par une mère en bonne santé n'ont pas besoin de suppléments pendant la majeure partie de leur première année pour avoir une croissance satisfaisante ».

mois, l'essentiel de l'alimentation de l'enfant pourra continuer à être fourni par le lait maternel[216].

Lait maternel qui continuera par ailleurs à apporter à l'enfant ses innombrables facteurs de protection, et pourra faire une grande différence pour lui en terme de santé, voire de survie dans certains pays. Une étude faite dans les campagnes du Bangladesh[217] attribuaient un tiers des morts entre 18 et 36 mois au non-allaitement : les enfants qui n'étaient plus allaités à cet âge ne bénéficiaient plus des anticorps apportés par le lait maternel.

Des études ont même montré que lorsque l'enfant grandit et tète moins, la concentration de facteurs immunologiques dans le lait maternel augmente, de façon sans doute à ce qu'il continue à en recevoir la même quantité. L'une d'elles[218] a relevé un taux total d'IgA de 0,8 g/l jusqu'à 12 mois, et de 1,1 g/l entre 13 et 24 mois.

---

216. On a longtemps dit que la prolongation de l'allaitement dans le tiers-monde était responsable du retard de croissance chez certains enfants (sous-entendu : chez eux, ils n'ont rien d'autre à se mettre sous la dent et c'est bien dommage, mais chez nous, c'est différent). Plusieurs études (par exemple celle publiée par l'ORSTOM et portant sur l'observation durant sept ans de 4500 jeunes Sénégalais : Simondon KB, Simondon F., « Mothers prolong breastfeeding of undernourished children in rural Senegal », *Int J Epidemiol* 1998 ; 27(3) : 490-4) ont montré que c'est l'inverse qui est vrai : ce n'est pas l'augmentation de la part prise par le lait maternel dans l'alimentation de l'enfant qui induit la malnutrition, mais la malnutrition qui explique la prolongation de l'allaitement. En fait, dans les milieux économiquement défavorisés où les aliments de complément disponibles sont de qualité médiocre, le lait maternel représente pour les enfants de plus de 1 an une source particulièrement importante d'énergie, de protéines et de nutriments de grande valeur, sans laquelle ils seraient encore bien plus mal en point.

217. Briend A. et al, « Breastfeeding, nutritional state, and child survival in rural Bangladesh », *Br Med J* 1988 ; 296(6626) ; 879-82.

218. Goldman AS et al, « Immunologic components in human milk during the second year of lactation », *Acta Paediatr Scand* 1983 ; 72(3) : 461-2.

■ Une meilleure santé future

Continuer à être allaité n'est pas seulement bon pour la santé présente de l'enfant, ça l'est aussi pour la santé de l'adulte qu'il deviendra.

Dans le chapitre sur les effets de l'allaitement sur la santé, j'ai donné de nombreux exemples montrant que plus l'allaitement a duré, plus les effets sur l'état de santé de l'individu sont importants (effet dose-dépendant).

En voici deux exemples supplémentaires.

Savez-vous qu'un allaitement exclusif plus long empêche la colonisation de l'estomac par la bactérie *Helicobacter pylori*, responsable, on le sait maintenant, de la plupart des ulcères, voire des cancers, de l'estomac ? Dans une étude[219] faite sur plus de 400 hommes âgés de 50 ans, une augmentation de la durée de l'allaitement exclusif était significativement corrélée à une diminution du risque d'être porteur de la bactérie.

Un allaitement plus long est également protecteur par rapport à l'infection à *Haemophilus influenzae* type b (Hib). Dans cette étude[220] faite en Suède entre 1987 et 1992 (avant l'introduction de la vaccination), un allaitement exclusif court (moins de treize semaines) était corrélé à un risque d'infection presque quatre fois

---

219. Pearce MS, « Does increased duration of exclusive breastfeeding protect against *Helicobacter pylori* infection ? The Newcastle Thousand Families Cohort Study at age 49-51 years », *J Pediatr Gastroenterol Nutr* 2005 ; 41(5) : 617-620.
220. Silfverdal SA et al, « Protective effect of breastfeeding on invasive *Haemophilus influenzae* infection : a case-control study in Swedish preschool children », *Int J Epidemiol* 1997 ; 26(2) : 443-50.

plus élevé. Si l'on ne considérait que les infections s'étant déclarées après 12 mois, le risque était même multiplié par près de huit. Chaque semaine d'allaitement supplémentaire diminuait le risque, et ce même après la fin de l'allaitement.

Une autre étude, faite par la même équipe quelques années plus tard[221], a montré qu'en cas d'infection à Hib, les enfants de 18 mois et plus se défendaient mieux (avaient des taux plus élevés de tous les anticorps testés, particulièrement pour les IgG2) s'ils avaient bénéficié d'un allaitement exclusif pendant au moins treize semaines.

■ Non, les enfants allaités longtemps ne deviennent pas anormaux

À écouter certains, allaiter longtemps son enfant serait lui rendre un très mauvais service. Qu'en est-il en réalité ?

L'allaitement long nuirait-il au développement du langage ?

Cet argument assez inattendu est avancé par certains psychanalystes qui pensent, à la suite de Françoise Dolto, qu'il faut « castrer la langue du téton » pour que l'enfant accède à la parole.

Pensent-ils que le sein, comme bien souvent la sucette, fait « bouchon » dans la bouche de l'enfant ? Ou que ce qu'ils perçoivent – à tort – comme une fusion mère/enfant ne laisse pas de place au langage ?

---

221. Silfverdal SA et al, « Long term enhancement of the IgG2 antibody response to *Haemophilus influenzae* type b by breastfeeding », *Pediatr Infect Dis J* 2002 ; 21(9) : 816-21.

Manifestement, ils n'ont jamais rencontré de bambins allaités à la langue bien pendue, ni pris connaissance d'études montrant que c'est le non-allaitement qui est associé à davantage de troubles du langage… Voir cette étude[222], citée dans le chapitre sur les avantages pour la santé, où le risque de troubles du langage était deux fois et demie plus élevé chez les enfants qui n'avaient pas été allaités que chez ceux qui l'avaient été pendant sept mois et plus. Ou cette autre[223] plus ancienne, qui avait également trouvé un lien significatif entre le non-allaitement et un risque plus grand de troubles du langage[224].

En fait, un meilleur développement cognitif

Là aussi, j'ai déjà abordé le sujet dans cet autre chapitre, et n'y reviendrai pas longuement, me contentant de citer deux nouvelles études parues fin 2005. La première[225], faite sur des enfants philippins nés en 1983-1984 et suivis de la naissance à 8 ans, montre qu'à cet âge, ceux qui avaient été allaités plus longtemps (entre douze et dix-huit mois) avaient de meilleurs résultats aux tests cognitifs que ceux qui avaient été allaités moins de six mois. C'était particulière-

222. Drane D. et al, « The protective effect of breastfeeding on speech and language impairment », Annual ILCA Conference 2003, Sydney, *J Hum Lact* 2004 ; 20(2) : 216.
223. Tomblin JB et al, « Epidemiology of specific language impairment : prenatal and perinatal risk factors », *J Commun Disord* 1997 ; 30(4) : 325-44.
224. Les recommandations de l'ANAES sur « l'orthophonie dans les troubles spécifiques du développement du langage oral chez l'enfant de 3 à 6 ans » (2001) citent cette étude, mais concluent bizarrement qu'elle n'a pas trouvé de différence tenant à « l'histoire périnatale ». L'allaitement ne fait-il pas partie de l'histoire périnatale ?!
225. Daniels MC, Adair LS, « Breastfeeding influences cognitive development in Filipino children », *J Nutr* 2005 ; 135(11) : 2589-95.

ment net pour les enfants qui étaient de petit poids à la naissance : 9,8 points de QI en plus ! La seconde[226], faite sur plus de 2000 jeunes Brésiliens âgés de 18 ans, montrent que ceux qui ont été allaités au moins neuf mois réussissent nettement mieux dans leurs études que ceux qui l'ont été moins d'un mois, ce qui pourrait donner à l'âge adulte une différences de revenus de 10 à 15 %.

Rapports parents-enfants

À plus long terme, les effets semblent également assez positifs.

Les relations entre la durée de l'allaitement et les capacités d'adaptation psychosociale ont été analysées dans une cohorte d'adolescents âgés de 15 à 18 ans. Pour cette étude prospective[227], on a enrôlé 999 enfants néo-zélandais.

Pendant la période comprise entre 0 et 1 an, des données ont été recueillies sur le déroulement de l'allaitement. Entre 15 et 18 ans, les enfants ont été recontactés et soumis à une batterie de tests destinés à évaluer leurs capacités d'adaptation psychosociale, la qualité des rapports parents-enfants, la prévalence de la délinquance juvénile, l'utilisation de substances illicites et l'existence de troubles psychiatriques.

Les enfants qui avaient été allaités pendant longtemps étaient plus nombreux que les enfants nourris au lait industriel à avoir des liens de meilleure qualité avec leurs parents, et à penser que leur mère s'était mieux occupée d'eux et avait été moins surprotectrice.

---

226. Victora C. et al, « Breastfeeding and school achievement in Brazilian adolescents », *Acta Paediatrica* 2005; 94(11) : 1656-1660.
227. Fergusson DM, Woodward LJ, « Breastfeeding and later psychosocial adjustment », *Paediatr Perinat Epidemiol* 1999; 13(2) : 144-57.

Après ajustement pour les diverses variables confondantes, la durée de l'allaitement restait significativement corrélée à la perception par l'adolescent de meilleurs soins donnés par la mère, la perception de l'adolescent étant d'autant plus positive que l'allaitement avait été long.

Les auteurs concluaient que l'allaitement long semblait favoriser des rapports parents-enfants de meilleure qualité[228].

Les mères qui allaitent longtemps insistent elles aussi sur la force du lien mère-enfant ainsi tissé, et les bénéfices émotionnels qu'elles en retirent, ainsi que leur enfant. C'est ce qui ressort par exemple d'une étude sur le vécu de 179 mères allaitantes « au long cours[229] » qui, si elles parlent des difficultés à allaiter longtemps dans un environnement peu soutenant voire franchement critique, n'en disent pas moins que les aspects positifs pour la relation mère-enfant l'emportent de loin sur ces aspects négatifs.

Une meilleure adaptation

Une étude qui s'est intéressée au devenir d'enfants allaités plus d'un an[230], a trouvé un lien entre la durée de l'allaitement et la façon dont les mères et les professeurs appréciaient leur adaptation sociale à 6 et 8 ans. Les auteurs prenaient leurs précautions en

---

228. L'allaitement long n'avait aucune conséquence, ni en bien ni en mal, sur les autres phénomènes étudiés (prévalence de la délinquance juvénile, utilisation de substances illicites et existence de troubles psychiatriques).

229. Kendall-Tackett KA, Sugarman M., « The social consequences of long-term breastfeeding », *J Hum Lact* 1995 ; 11(3) : 179-83. Sur le même thème, voir aussi : Hills-Bonczyk SG et al, « Women's experiences with breastfeeding longer than 12 months », *Birth* 1994 ; 21(4) : 206-12.

230. Fergusson DM et al, « Breastfeeding and subsequent social adjustment in six-to eight-year-old children », *J Child Psychol Psychiatry* 1987 ; 28(3) : 379-86.

disant qu'ils n'avaient pu prendre en compte les différences d'interactions mère-enfant entre les mères qui allaitent et celles qui donnent le biberon, différences pouvant expliquer leurs résultats.

Mais finalement, peu importe que ces résultats soient dus à l'allaitement en soi ou à un comportemental maternel plus courant chez les mères susceptibles d'allaiter plus d'un an. Le fait demeure : les enfants allaités longtemps étaient considérés plus tard comme ayant la meilleure adaptation sociale. C'était encore plus vrai chez les mères que chez les professeurs, ce qui laissait à penser que les mères ayant allaité longtemps tendent à voir leurs enfants sous un jour plus positif que les autres.

Et c'est tout simplement bon !

Dans une étude sur des mères australiennes allaitant des enfants de 2 ans et plus[231], on a interrogé les enfants (mais oui, ils parlent !) qui ont presque tous dit qu'ils tétaient parce qu'ils aimaient le lait de leur mère, que ça les rendait heureux et leur faisait du bien. Certains ont dit que c'était « aussi bon que le chocolat », voire « meilleur que la crème glacée » !

■ Les recommandations de l'OMS et du ministère

Voilà déjà plusieurs années que l'Organisation mondiale de la santé recommande un allaitement exclusif de six mois, et la poursuite de l'allaitement jusqu'à 2 ans ou plus[232].

---

231. Gribble KD, « Breastfeeding into toddlerhood and beyond : the experience of mothers and children », Australian Breastfeeding Association International Conference, Hobart, 2005.
232. Voir la *Stratégie mondiale pour l'alimentation du nourrisson et du jeune enfant* (www.who.int/nut/documents/gs_infant_feeding_text_fre.pdf).

Pendant longtemps, ces recommandations ont été dénigrées chez nous comme « juste bonnes pour les pays pauvres, mais en France, voyons... ! »

Cette « exception française » dont on se serait bien passé semble en voie de disparition.

C'est d'abord l'ANAES (Agence nationale d'accréditation et d'évaluation en santé[233]) qui, dans ses « recommandations professionnelles sur la mise en œuvre et la poursuite de l'allaitement maternel dans les six premiers mois de vie de l'enfant » (2002), écrit : « La poursuite de l'allaitement maternel exclusif pendant six mois permet un développement optimal des nourrissons et doit donc être encouragée. » Et : « La poursuite de l'allaitement après l'âge de 6 mois associée à une diversification alimentaire ne présente que des avantages pour les nourrissons. »

C'est, depuis peu, la brochure sur les bénéfices de l'allaitement pour la santé de l'enfant et de sa mère, écrite par le comité de nutrition de la Société française de pédiatrie et publiée par le ministère de la Santé[234], qui reprend pour la première fois l'intégralité des recommandations de l'OMS : « L'allaitement maternel permet une croissance normale au moins jusqu'à l'âge de 6 mois. Il n'y a donc pas de raison d'introduire d'autres aliments avant cet âge, comme l'OMS le recommande, en insistant sur le fait que l'allaitement maternel peut être poursuivi jusqu'à l'âge de 2 ans ou même davantage, selon les souhaits de la mère, à condition d'être complété par la diversification alimentaire à partir de l'âge de 6 mois. »

---

233. L'ANAES a aujourd'hui disparu, ses missions étant reprises par la nouvelle Haute Autorité de Santé (HAS). Les recommandations se trouvent sur le site de l'HAS : www.has-sante.fr (aller à « publications », puis « pédiatrie – néonatologie »).

234. http://www.sante.gouv.fr/htm/pointsur/nutrition/allaitement.pdf

À tous ceux qui continueront à critiquer l'allaitement au-delà des premiers mois, on pourra donc maintenant rétorquer qu'on suit les recommandations du ministère de la Santé !

■ Un âge naturel pour le sevrage ?

En 1995, est paru aux États-Unis un ouvrage passionnant sur les aspects « bioculturels » de l'allaitement[235].

Une des contributions[236], écrite par Katherine A. Dettwyler, professeur d'anthropologie à l'université du Texas, s'intéressait à une question bien précise : à quel âge les petits humains devraient-ils être sevrés (le sevrage étant entendu ici comme la cessation totale des tétées) si l'on se basait uniquement sur des considérations physiologiques ?

Chez les primates (famille dont font partie les êtres humains) et comparativement aux autres mammifères, la durée de gestation est plus longue, le poids à la naissance (par rapport au poids adulte) plus élevé, le cerveau (par rapport au poids corporel total) plus lourd, la durée de dépendance à l'adulte plus longue, la maturité sexuelle plus tardive, la durée de vie plus longue et… l'âge du sevrage complet plus tardif.

Chez les mammifères, celui-ci semble pouvoir être corrélé à plusieurs variables : âge de quadruplement du poids de nais-

235. *Breastfeeding. Biocultural perspectives*, sous la dir. de KA Dettwyler (Éd. Aldine de Gruyter, 1995).

236. « A time to wean : The hominid blueprint for the natural age of weaning in modern human populations. »

sance augmenté de quelques mois (entre 3 et 4 ans pour les humains) ; âge où l'on atteint le tiers de son poids adulte (entre 6 et 7 ans pour les humains) ; durée de la gestation (chez les primates les plus proches de l'Homme, à savoir les chimpanzés et les gorilles, la durée de l'allaitement est égale à plus de six fois la durée de la gestation) ; âge d'apparition des premières molaires définitives (5,5 à 6 ans pour les humains, qui est aussi l'âge où le système immunitaire arrive à maturation).

De toutes ces données, on peut conclure que l'âge « naturel » du sevrage chez les humains se situerait entre 2,5 et 6 ans.

Les historiens et les anthropologues confirment bien évidemment que chez de nombreux peuples, l'allaitement long était la règle[237], et l'est encore dans maints endroits du globe.

Les archéologues s'intéressent eux aussi au sujet depuis quelque temps, et font des découvertes intéressantes.

C'est ainsi que la paléoanthropologue Estelle Herrscher, étudiant des squelettes d'enfants enterrés dans la nécropole Saint-Laurent de Grenoble, a montré, grâce à l'analyse de certains isotopes qui signent la consommation de lait maternel, qu'à la fin du Moyen Âge, le sevrage débutait vers 2,6 à 3,3 ans[238], alors qu'au XVIIIe siècle, l'allaitement durait moins longtemps, avec des conséquences sur la santé : un état sanitaire

237. Piovanetti Y., « Breastfeeding beyond 12 months – An historical perspective », *Pediatr Clin North Am* 2001 ; 48(1) : 199-206.
238. Herrscher E., « Alimentation d'une population historique : analyse des données isotopiques de la nécropole Saint-Laurent de Grenoble (XIIIe-XVe siècle, France) », *Bulletins et Mémoires de la Société d'anthropologie de Paris* 2003, tome 15, fascicule 3-4.

plus déficient à l'époque moderne qu'au Moyen Âge, et une croissance meilleure des 5-9 ans au Moyen Âge.

Au Guatemala, d'autres archéologues, s'appuyant eux aussi sur l'étude des isotopes dans l'émail dentaire de squelettes dont l'âge allait de 500 ans avant J.-C. à 1 500 de notre ère, avaient conclu que les enfants de ces époques commençaient à consommer des aliments solides avant l'âge de 2 ans, et continuaient à être allaités pendant la majeure partie de la période de minéralisation des prémolaires (2 à 6 ans) [239].

239. Wright LE, Schwarcz HP, « Stable carbon and oxygen isotopes in human tooth enamel : identifying breastfeeding and weaning in prehistory », *Am J Physical Anthropology* 1998 ; 106(1) : 1-18.

CONCLUSION

Même si toutes ces idées fausses sur l'allaitement continuent à circuler chez nous, il faut quand même dire que depuis quelques années, les (bonnes) informations se font plus nombreuses.

C'est le cas *dans les médias*, où l'on trouve beaucoup plus qu'avant des articles bien informés dans les magazines de puériculture, dans la presse généraliste, sur les radios et les chaînes de télévision. Et nouveauté : l'allaitement n'est plus cantonné aux articles sur l'allaitement, on en parle aussi dans les autres articles. Par exemple, dans un article sur la gastro-entérite, on dira que si le bébé est allaité, il n'y a pas lieu d'arrêter l'allaitement. Alors qu'auparavant, dans ce genre d'articles, le bébé était supposé être au biberon, on prend maintenant en compte le fait qu'il peut être allaité.

C'est le cas *chez les professionnels de santé* qui, même si leur formation initiale est toujours ridiculement insuffisante, sont de plus en plus nombreux à vouloir s'informer et se former. Et même à accepter d'évaluer leurs pratiques[240].

Les autorités sanitaires françaises quant à elles, après avoir très longtemps refusé de considérer l'allaitement comme un sujet de santé publique, évoluent depuis quelques années. On a déjà parlé des recommandations de l'ANAES, de la brochure publiée par le ministère de la Santé sur les bénéfices de l'allaitement pour la santé de l'enfant et de sa mère. Citons encore le cahier des charges des réseaux de santé en périnatalité, qui ne craint pas de dire que « la promotion de l'allaitement doit être encouragée » !

Et même si, au niveau national, il n'y a pas encore grand-chose de fait concrètement, des actions sont menées depuis déjà plusieurs années au niveau des conseils généraux et régionaux (organisation de journées régionales, formation des personnels de PMI, des personnels de crèche, mise sur pied de consultations de lactation, etc.), et plus particulièrement au moment de la SMAM (Semaine mondiale de l'allaitement maternel).

Et n'oublions pas l'action des *associations de mères*[241] qui, toutes les études le montrent, sont ce qu'il y a de plus efficace pour

---

240. C'est le cas notamment des pédiatres pour lesquels un référentiel d'autoévaluation existe depuis peu (on peut le trouver sur le site de l'HAS : www.has-sante.fr, aller à « publications » puis « pédiatrie – néonatologie »).

241. En premier lieu La Leche League, la plus ancienne et la plus implantée sur le territoire (BP 18, 78620 L'Étang-la-Ville, 01 39 584 584, www.lllfrance.org). La liste de toutes les associations de soutien se trouve sur le site de la CoFAM : www.coordination-allaitement.org

la réussite de l'allaitement dans la durée. Pourquoi ? Parce qu'elles offrent à la fois le soutien de pairs et une information juste, loin de tous les mensonges dont on a parlé dans ce livre.

Grâce à tous ces efforts, on peut espérer que la tendance actuelle à un allaitement plus fréquent et plus long[242] va se poursuivre, qu'un jour, la France cessera d'être la lanterne rouge de l'Europe en matière d'allaitement[243], et que le plus possible de mères et d'enfants connaîtront le bonheur de l'allaitement.

242. 60 % d'allaitement à la naissance en 2004 contre 45,8 % en 1995. 42 % de bébés toujours allaités à 8 semaines en 2004, contre 36,8 % en 2002.
243. Actuellement, seule l'Irlande fait encore moins bien, avec un taux à la naissance de 47 %.

RÉFÉRENCES

- **Des livres**

L'art de l'allaitement maternel
La Leche League International
dernière édition, 2005

L'Allaitement tout simplement
La Leche League International, 1997

L'Allaitement
Marie Thirion
Albin Michel, dernière édition, 2004

Guide de l'allaitement et du sevrage
Pascale Walter et Action pour l'allaitement
La Découverte, 2e édition, 2004

L'Allaitement maternel. La voie lactée
Claude Suzanne Didierjean-Jouveau
Jouvence, 2e édition, 2003

Au sein du monde
Nathalie Roques
L'Harmattan, 2003

Le Guide de l'allaitement
Chistilla Pellé-Douël
Marabout, 2004

Vivre la relation avec son bébé : allaiter, dormir, porter
Nathalie Roques
L'Harmattan, 2005

Allaitement maternel et proximité mère-bébé
Nathalie Roques
Erès, 2003

Fleur de lait. L'allaitement : un bon départ
Anna Rousseaux-De Leo
Dangles, 2004

Pour un allaitement réussi. Physiologie de la lactation et soutien aux mères
Royal College of Midwives
Masson, 2e édition, 2003

Anthologie de l'allaitement maternel
Textes rassemblés par Claude Suzanne Didierjean-Jouveau
Jouvence, 2002

- **Une revue**

Allaiter aujourd'hui, revue trimestrielle de La Leche League France (www.lllfrance.org)

- **Des sites**

www.coordination-allaitement.org
www.lllfrance.org
www.info-allaitement.org
www.solidarilait.org
www.allaitement-jumeaux.com
www.co-naitre.net
www.santeallaitementmaternel.com

- **Des vidéos**

L'allaitement, un bonheur partagé
Catherine et Philippe Minot – 5 min 30

Breast is best
Gro Nylander
version française, 35 min

Tirer le lait
Catherine et Philippe Minot – 15 min

À l'aube de l'allaitement
Catherine et Philippe Minot – 28 min
Tous ces titres sont édités et/ou commercialisés en VHS ou sur DVD par Médialactée, 3 rue Caudron, 80000 Amiens, www.medialactee.com

- **Des photos**

Vive l'amour !
Vicky Ceelen
2005
www.vicky-ceelen.com

- **Des albums pour enfants**

Un bébé arrive dans la famille
William Sears, Martha Sears et Christie Watts Kelly
Chantecler, 2002

Petit Ours brun et le bébé
Marie Aubinais et Danièle Bour
Bayard, 1998

Ma maman a besoin de moi
Mildred Pitts Walter, Claude et Denise Millet
Bayard Jeunesse, 2001

Et après, il y aura…
Jeanne Ashbé
Pastel, L'École des loisirs, 2000

TABLE DES MATIÈRES

Achevé d'imprimer en avril 2006
sur les presses de la Nouvelle Imprimerie Laballery
58500 Clamecy
Dépôt légal : avril 2006
Numéro d'impression : 603231

Imprimé en France